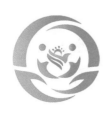

JINGSHEN ZHANG'AI SHEQU KANGFU BAIWENBAIDA

精神障碍社区康复

百问百答

本书编写组　编

U0247128

中国社会出版社

国家一级出版社·全国百佳图书出版单位

图书在版编目（CIP）数据

精神障碍社区康复百问百答 ／《精神障碍社区康复百问百答》编写组编 ． —— 北京 ：中国社会出版社，2024. 12. —— ISBN 978-7-5087-7076-5

Ⅰ . R749.09-44

中国国家版本馆 CIP 数据核字第 2024W49A75 号

精神障碍社区康复百问百答

出 版 人：程　伟
终 审 人：李新涛
责任编辑：张　杰
装帧设计：尹　帅
出版发行：中国社会出版社
　　　　　（北京市西城区二龙路甲 33 号　邮编 100032）
印刷装订：河北鑫兆源印刷有限公司
版　　次：2024 年 12 月第 1 版
印　　次：2024 年 12 月第 1 次印刷
开　　本：170mm×240mm　1/16
字　　数：200 千字
印　　张：18
定　　价：50.00 元

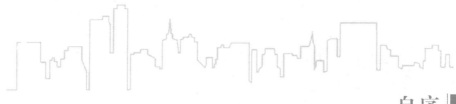

　　精神障碍，作为一种复杂的精神类疾病，同时作为一种复杂的心理问题，在现代社会中日益受到关注。随着生活节奏的加快，人们面临的压力与日俱增，导致精神障碍的发病率逐年上升。社区康复作为一种将康复服务延伸至家庭和社区的方式，正逐渐成为精神障碍患者回归社会的重要途径。所谓精神障碍社区康复服务，指的是以促进精神障碍患者回归和融入社会为目标，以改善和提高患者生活自理能力、社会适应与参与能力、就业能力为重点，综合运用精神医学、康复治疗、社会心理、社会工作、社区支持、志愿服务等专业技术和方法，开展全生命周期关怀帮助、健康教育、功能训练、社会支持，以提高患者健康水平的专业社会服务。

　　为深入贯彻落实习近平总书记"关心关爱精神障碍人员"的重要指示精神，提高精神障碍社区康复服务质量和水平，为精神障碍患者提供更加公平可及、系统连续的基本康复服务，江苏省南京市积极探索精神障碍社区康复服务模式、加强服务体系建设，取得了一定的成效。《精神障碍社区康复百问百答》一书的编写，正是基于对这一领域的深刻理解和实践经验。

本书采取"一问一答"的方式谋篇布局，聚焦"场所怎么建""对象怎么找""服务怎么做"三个核心层面，系统解答了精神障碍社区康复服务实践中的 100 个重点难点问题，内容既包括精神障碍社区康复工作中的技能知识，又融入与"精康融合行动"相关的政策性解读，具有很强的针对性、实用性、指导性，可供全国各地各级相关业务管理部门、服务机构从业人员和精神障碍患者亲友等参考使用，积极为精神障碍社区康复事业发展贡献智慧。

当前，南京市精神障碍社区康复的服务模式已经初步建立，发展状况良好，未来将不断健全精神障碍社区康复服务工作机制，持续提高精神障碍社区康复服务质量，着力提升精神障碍社区康复服务科学化、标准化、规范化发展水平，继续推进南京市"精康融合行动"高质量发展。本书的出版，不仅有助于推动南京市精神障碍社区康复事业的发展，也为国内其他省市提供了宝贵的经验和借鉴。相信通过本书的传播和推广，将会有越来越多的患者和家庭从中受益，走上康复的幸福道路。

在此，衷心希望《精神障碍社区康复百问百答》一书能够广受欢迎，让更多的人了解精神障碍社区康复的重要性，为有需要的人带去帮助和启示。同时，也希望借此机会呼吁社会各界更加关注精神障碍问题，消除歧视和偏见，为精神障碍患者提供一个包容和关爱的社会环境。

在未来的日子里，让我们携手同行，以科学的态度和方法，为精神障碍患者提供更好的康复服务，帮助他们重新融入社会，过上充实、有意义的生活。同时，也让我们共同努力，为构建一个更加和谐、美好的社会贡献自己的力量。

是为序。

本书编写组

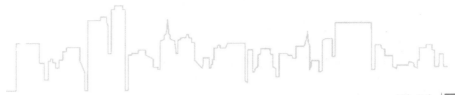

壹　场所怎么建

001　什么是精神障碍社区康复？　　　　　　　　　　　　　　3

002　精神障碍社区康复的理念与模式有哪些？　　　　　　　　6

003　精神障碍社区康复与在院康复的联系与区别是什么？　　　8

004　精神障碍社区康复机构有哪些职责和服务要求？　　　　　11

005　精神障碍社区康复机构选址需要考虑哪些专业问题？　　　14

006　精神障碍社区康复机构需要设置哪些功能室？　　　　　　16

007　精神障碍社区康复机构需要配备哪些专业设施设备？　　　18

008　精神障碍社区康复机构的专业人员如何构成？　　　　　　21

009　精神障碍社区康复机构的专业人员如何做好职责分工？　　24

010　如何促进精神障碍社区康复机构专业人员的成长和发展？　26

011　如何选择适宜的精神障碍社区康复志愿者？　　　　　　　29

012　如何做好精神障碍社区康复志愿者的培训？　　　　　　　31

013 精神障碍社区康复机构需要哪些专业方面的管理制度? 34

014 精神障碍社区康复工作可以争取哪些部门的支持? 37

015 如何整合社会力量共同参与精神障碍社区康复工作? 40

贰 对象怎么找

016 适宜社区康复的精神障碍患者来源有哪些? 45

017 吸引精神障碍患者接受社区康复服务有哪些策略和技巧? 47

018 如何应对新进入社区康复机构的精神障碍患者的适应困难? 49

019 如何让精神障碍患者坚持进行社区康复? 52

020 如何避免精神障碍患者在社区康复服务过程中流失? 54

021 如何帮助精神障碍患者摆脱病耻感? 56

022 如何减少外界对精神障碍患者的歧视和污名化? 59

023 为精神障碍患者建档立卡应包含哪些信息要素? 62

024 应从哪些方面不断完善精神障碍患者的档案资料? 64

025 签订精神障碍社区康复服务协议需要关注哪些问题? 66

026 如何判断患者适宜转入精神障碍社区康复服务? 69

027 如何判断患者是否适宜转出精神障碍社区康复服务? 71

028 如何判断精神障碍患者是否需要转介? 73

029 精神障碍患者转介的基本步骤有哪些? 76

030 初次接触精神障碍患者及家属有哪些需要注意的问题? 79

叁 服务怎么做

031 诱发精神疾病的主要影响因素有哪些? 85

032 如何做好精神障碍的预防? 87

033 如何区分精神障碍和智力发育迟滞? 89

034 精神障碍社区康复随访包含哪些具体形式和主要内容? 92

035 精神障碍社区康复随访有哪些必要的程序和注意事项? 95

036 精神障碍社区康复中如何服务精神分裂症患者? 98

037 精神障碍社区康复中如何服务双相情感障碍患者? 101

038 精神障碍社区康复中如何服务精神发育迟滞伴发精神

障碍患者? 104

039 精神障碍社区康复中如何服务偏执性精神障碍患者? 107

040 精神障碍社区康复中如何服务癫痫所致精神障碍患者? 109

041 精神障碍社区康复中如何服务分裂情感性障碍患者? 112

042 精神障碍社区康复中如何服务大龄孤独症患者? 115

043 精神障碍社区康复中如何服务老年认知障碍患者? 117

044　精神障碍社区康复中的服药训练有哪些要点和注意事项？　119

045　精神障碍社区康复中预防复发训练有哪些要点和
　　　注意事项？　122

046　精神障碍社区康复中的躯体管理训练有哪些要点和
　　　注意事项？　125

047　精神障碍社区康复中的生活技能训练有哪些要点和
　　　注意事项？　128

048　精神障碍社区康复中的社交技能训练有哪些要点和
　　　注意事项？　131

049　精神障碍社区康复中的同伴支持有哪些要点和注意事项？
　　　134

050　精神障碍社区康复中的家庭支持有哪些要点和注意事项？
　　　136

051　精神障碍社区康复中的职业技能训练有哪些要点和
　　　注意事项？　138

052　精神障碍社区康复中的个体心理咨询有哪些要点和
　　　注意事项？　141

053　精神障碍社区康复中的团体心理辅导有哪些要点和
　　　注意事项？　144

054 不同疾病期的精神障碍患者有哪些特点?   147

055 对不同疾病期的精神障碍患者开展服务有哪些

注意事项?   150

056 精神障碍社区康复个案服务的主要内容和注意事项

有哪些?   152

057 精神障碍社区康复小组服务的主要内容和注意事项

有哪些?   155

058 如何将工疗融入精神障碍社区康复服务?   158

059 如何将农疗融入精神障碍社区康复服务?   160

060 如何将体育融入精神障碍社区康复服务?   163

061 如何将心理剧融入精神障碍社区康复服务?   165

062 如何将绘画疗愈融入精神障碍社区康复服务?   167

063 如何将音乐疗愈融入精神障碍社区康复服务?   169

064 如何将生命教育融入精神障碍社区康复服务?   171

065 如何将社会实践融入精神障碍社区康复服务?   173

066 如何将中医理念和方法融入精神障碍社区康复服务?   175

067 精神障碍社区康复有哪些跨学科的视角?   177

068 精神障碍社区康复接案评估应重点关注哪些方面?   179

目
录

069 精神障碍社区康复过程评估应重点关注哪些方面？ 182

070 精神障碍社区康复结案评估应重点关注哪些方面？ 184

071 精神障碍社区康复跟踪回访应重点关注哪些方面？ 186

072 精神障碍社区康复涉及哪些常用的评估工具？ 188

073 如何评估精神障碍患者的康复进展和预后情况？ 191

074 精神障碍患者危险性评估有几个等级？ 194

075 针对不同危险性等级的精神障碍患者的社区康复有哪些

注意事项？ 197

076 精神障碍患者可能的物质滥用有哪些？ 199

077 如何干预精神障碍患者可能的物质滥用？ 202

078 哪些时间段需要格外关注精神障碍患者的状态？ 204

079 如何识别精神障碍患者病情加重的征兆？ 207

080 如何降低精神障碍患者的病情加重风险？ 210

081 如何实施精神障碍患者病情加重后的应急处置？ 213

082 如何争取精神障碍患者家属对精神障碍社区康复的配合？

216

083 如何提高精神障碍患者在社区康复中的参与度和体验感？

218

084 如何提高精神障碍患者在康复过程中的合作能力？ 220

085 如何提高精神障碍患者的自我管理能力？ 223

086 如何帮助精神障碍患者建立支持网络？ 225

087 如何及时发现和有效满足精神障碍患者的个性化需求？ 228

088 如何帮助精神障碍患者做好返岗前的准备？ 231

089 精神障碍患者之间发生矛盾该怎么办？ 233

090 如何预防精神障碍社区康复中威胁患者自身（他人）

安全的突发事件？ 235

091 如何处置精神障碍社区康复中威胁患者自身（他人）

安全的突发事件？ 238

092 如何应对精神障碍患者对社区康复机构和工作人员的

过度依赖？ 241

093 如何应对精神障碍患者对工作人员产生的移情？ 243

094 社会工作者的精神障碍社区康复工作日志应重点记录

哪些问题？ 245

095 社会工作者的精神障碍社区康复工作复盘应重点反思

哪些问题？ 248

096 如何妥善处理精神障碍患者的隐私信息？ 251

目录

097 如何做好精神障碍社区康复服务的质量控制?　253

098 如何把握精神障碍社区康复中的保密原则和
保密例外?　255

099 如何做好精神障碍社区康复中工作人员的自我保护?　257

100 关于精神障碍社区康复事业未来发展有哪些展望?　260

参考文献　263

场所怎么建

001/

什么是精神障碍社区康复？

精神障碍社区康复是以促进精神障碍患者回归和融入社会为目标，以改善和提高患者生活自理能力、社会适应与参与能力、就业能力为重点，综合运用精神医学、康复治疗、社会心理、社会工作、社区支持、志愿服务等专业技术和方法，开展全生命周期关怀帮助、健康教育、功能训练、社会支持，以提高患者健康水平的专业社会服务。从上述概念中可以看出，精神障碍社区康复具有以下特征。

以社区为基础。精神障碍社区康复是一种将康复服务从医疗机构延伸至社区的模式。在此过程中，工作人员充分利用社区资源，为患者提供全方位的服务，包括康复设施、康复服务团队、家庭支持等。精神障碍社区康复服务的提供主要基于"正常化"和"去机构化"的思想，通过在社区环境中为患者提供正常生活的支持和指导等，帮助患者恢复自信和社会功能，同

壹 场所怎么建

3

时避免长时间住院给患者带来的负面影响，提高患者的生活质量和幸福感。

提供多元化服务。社区康复服务开展过程中，工作人员提供多元化的服务，以满足患者的不同需求。目前，精神障碍社区康复主要以药物治疗为基础，包括服药训练、预防复发训练、躯体管理训练、生活技能训练、社交能力训练、职业康复训练、心理康复、同伴支持、家庭支持9大类服务。其中，心理康复是核心，包括认知行为疗法、家庭治疗、心理疏导等。此外，除了为患者提供康复服务，精神障碍社区康复还注重预防与控制，通过在社区开展心理健康教育、筛查干预等活动，帮助患者及其家庭成员提高对精神障碍的认识，增强其应对能力，从而降低精神障碍复发风险。

科学研究与团队合作。为了不断提高精神障碍社区康复的服务质量，需要进行科学的研究和探索。通过研究，了解患者的需求和康复效果，优化康复方案，最终推动精神障碍社区康复工作的进步。精神障碍社区康复还需要多方面的专业人员参与，如精神科医生、心理咨询师、护士、社会工作者等，他们需要密切合作，为患者提供最佳的康复服务。通过团队合作，可以更全面地了解患者的需求，为其制订个性化的康复计划，这样也有助于提高患者及其家庭成员的参与度，使他们从被动接受变为主动参与。

医学模式的转变和人们对精神健康需求的增大，促进了精神障碍社区康复服务的发展。未来，精神障碍社区康复将更加注重个体化的康复方案、多元化的康复手段以及与家庭和社会的融合。此外，随着大数据和人工智能技术的应用，精神障碍社区康复将更加智能化和个性化。

002 /

精神障碍社区康复的理念与模式有哪些？

在精神障碍社区康复中，理念是一种康复服务的指导思想，它强调以患者为中心，注重患者的全面康复和融入社会。而模式是一种康复服务的组织形式和方法，它可以根据患者的具体情况和需求，制订相应的康复计划和实施方案。具体来说：

精神障碍社区康复的理念。首先，精神障碍社区康复注重患者的自主性和参与性。精神障碍社区康复以社区为基础，强调患者在社区中的融入和康复，为精神障碍患者提供全方位的服务和支持。其次，精神障碍社区康复重视对人的尊重和关爱。精神障碍社区康复不仅关注患者的病情，还关注患者在生活技能、社会交往、家庭关系等方面的需求，旨在帮助患者恢复自理能力、重新融入社会、实现全面康复，这是一种全面、综合、以人为本的康复方式，其核心思想是每个人都应当被赋予在社区中生活和工作的权力。最后，精神障碍社区康复还注重与医疗机构的合作与转介。当患者病情较为严重或需要特殊治疗时，社区康复机构能够及时转介患者到医疗机构接受专业治疗，确保患者得到及时、有效的医疗服务。

精神障碍社区康复的模式。精神障碍社区康复的模式有很多种，呈现出多元化和整合的特点。常见的模式主要有日间照料模式、居家康复模式等。日间照料模式主要针对那些暂时无法适应社会生活，但病情相对稳定的精神障碍患者，在日间照料中心、康复中心、康复站，他们可以接受一系列康复活动，如生活技能训练、服药训练、心理辅导、职业康复训练等，旨在帮助患者恢复社会功能、缓解心理压力、增强自我认知和自我管理能力、减少对医疗机构的依赖。居家康复模式则将家庭成员纳入康复计划中，是让患者在家中接受康复服务，包括家庭访视、技能培训、心理辅导等，旨在帮助患者更好地融入家庭生活，提高其生活自理能力，并促进家庭成员对患者的支持和关爱。这些组织形式以社区为基础，通过整合医疗机构、社会工作者、志愿者等资源，采取灵活多样的方法，共同为患者提供支持和服务。

精神障碍社区康复一方面能够为患者提供全面、持续的服务和支持，促进患者与社区的融合，提高患者的社会适应能力，使他们更好地融入社会并实现自我价值；另一方面也有助于减轻医疗机构的负担，提高医疗资源的利用效率。总之，选择合适的精神障碍社区康复模式对于患者的康复至关重要。不同的模式有其适用的情境和对象，需要根据患者的具体情况进行选择。

003 /

精神障碍社区康复与在院康复的联系与区别是什么？

精神障碍社区康复和在院康复是两种不同的康复模式，但它们在精神障碍患者的康复过程中都起到了重要的作用。

◎ 两者的联系

康复目标一致。无论是社区康复还是在院康复，两者的根本目的都是帮助患者恢复健康，提高其生活质量，使他们能够更好地融入社会。

在院康复是社区康复的基础。对于一些病情较重，需要紧急治疗的患者，医院提供必要的药物治疗和临床干预。在患者病情稳定后，社区康复可以接续在院治疗，为患者提供持续的支持和服务。

相互补充。在院康复和社区康复各有侧重。前者更注重急性期的治疗和管理，后者则更注重长期的生活适应和社会融入。两者相互补充，形成完整的康复体系。

团队合作。在院康复和社区康复都需要多学科团队合作，包括医生、护士、心理咨询师、社会工作者等，共同为患者提供全方位的服务。

◎ 两者的区别

服务场所不同。在院康复通常是在医疗机构内进行，而社区康复是在社区环境中进行，包括家庭、社区中心等。

服务对象不同。在院康复主要针对急性期或病情较重的患者，而社区康复面向所有类型和程度的患者，尤其是其中的稳定期患者和康复期患者。

服务内容不同。在院康复侧重于临床治疗和药物管理，而社区康复更注重生活技能、心理支持、社会适应等方面的训练。

服务期限不同。在院康复通常是短期服务，而社区康复是长期服务，需要持续数月甚至数年。

资源整合不同。在院康复主要依靠医疗机构内部的资源，而社区康复需要整合各种社会资源，包括政府、非政府组织、企业等，为患者提供全面的支持。

患者角色不同。在院康复中，患者通常是被动的接受者；而在社区康复中，患者是积极的参与者，需要主动参与各种康复活动。

关注点不同。在院康复更关注疾病的治疗和管理，而社区康复更关注患者的心理和社会适应能力，以及如何帮助他们更好地融入社会。

综上所述，精神障碍社区康复与在院康复在目标上是一致的，但在服务场所、服务对象、服务内容、服务期限、资源整合、患者角色、关注点等方面存在显著的区别。这两种康复模式并非相互替代，而是相互补充的关系。在实际操作中，需要根据患者的具体情况选择合适的康复模式，并确保两者之间的顺利衔接，从而为患者提供全面、有效的康复服务。

004 /

精神障碍社区康复机构有哪些职责和服务要求？

对于精神障碍社区康复机构来说，其职责是指该机构在为精神障碍患者提供康复服务时需要承担的责任和义务。重点包括以下方面。

制订并实施患者的康复计划。康复计划应根据患者的具体情况制订，包括康复目标、康复内容、康复方法、康复时间等，确保患者得到全面、有效的康复服务。

提供康复训练和指导。精神障碍社区康复机构应提供各种康复训练和指导，包括日常生活技能训练、社交技能训练、职业技能训练等，帮助患者逐步恢复社会功能，提高生活质量。

开展心理健康教育。精神障碍社区康复机构应定期开展心理健康教育，向患者及家属传授精神卫生知识，帮助他们了解精神障碍的成因、症状、治疗方法及预防措施，提高患者的自我管理和自我保护能力。

提供心理咨询。精神障碍社区康复机构应提供心理咨询服务，针对患者的心理需求进行个性化的心理辅导，帮助患者解决心理问题，增强患者的自信心和适应能力。

建立康复档案和跟踪随访制度。精神障碍社区康复机构应为每名患者建立康复档案，记录患者的病情、康复进展和康复效果，定期进行评估和调整。同时应定期进行跟踪随访，了解患者的康复情况和生活状况，提供必要的支持和帮助。

合作与协调。精神障碍社区康复机构应与医疗机构、学校、企事业单位等相关部门建立合作关系，共同推进患者的康复进程。同时应积极协调各方面资源，为患者提供更好的康复环境和条件。

开展研究和培训。精神障碍社区康复机构应开展相关研究和培训工作，不断提升康复服务水平和专业能力，推动精神障碍社区康复事业的发展。

服务要求指的是对服务提供者提供的服务的质量、标准、效果等方面的要求和规范。这些要求和规范通常是为了确保服务提供者能够提供符合不同对象需求、行业标准或法律法规的服务，同时保证服务的质量和可靠性。在精神障碍社区康复机构中，服务要求具体表现为：依照法规政策和章程健全内部管理制度，为需要康复服务的患者提供场所和条件，对患者进行生活自理能力和社会适应能力等方面的康复训练；与精神卫生专业机构建立康复转介机制、与就业服务机构建立就业转介机制；开展家庭照护者居家康复、照护技能培训，定期组织家庭照护者学习交流，为家庭提供照护咨询、政策咨询、情感支持、照护者喘息等专业服务；开展大众精神卫生健康教育和宣传活动。

005 /

精神障碍社区康复机构选址需要考虑哪些专业问题？

在精神障碍社区康复体系建设中，机构的选址是一个至关重要的环节。它不仅关乎康复服务的提供，还涉及患者的福祉、社区的融入以及机构的运营效率。如何为患者提供一个既安全又有效的康复环境，是我们在选址过程中必须深入思考的问题。具体而言，精神障碍社区康复机构选址应考虑以下几方面因素。

交通便利。康复机构的位置应尽量靠近患者的居住地，便于患者及其家属的出行。这样不仅能够缩短患者的通勤时间，减轻他们的心理负担，还能提升他们参与康复活动的积极性。同时，机构的选址也应考虑公共交通的便利性，要确保机构周围有完善的公共交通设施，如靠近公交车站、地铁站等，以便于不依赖私家车的患者及其家属出行。

安全。患者需要一个安全、舒适的环境进行康复，因此机构的位置应当尽量远离存在安全隐患的场所，如繁忙的交通路口、长期作业的工厂等。此外，机构内部也需要设置安全设施，如监控系统、紧急报警装置等，确保患者在康复过程中的安全。

社区融入与支持。社区融入是精神障碍社区康复的重要方面。康复机构的选址应考虑社区的氛围和居民的意愿，尽量减少对周边居民的影响。理想情况下，机构应位于一个包容性强、友善的社区，这样患者更容易融入其中，获得邻里的支持和理解。此外，机构应充分利用社区资源，如公共设施、志愿服务等，为患者提供更多接触社会的机会。

资源整合。机构选址应当考虑与现有医疗资源的协同与整合。与医疗机构建立紧密的合作关系，可以为患者提供更为全面的康复服务。机构位置应当靠近医疗机构，方便患者转诊和接受进一步的治疗，同时也方便医护人员到机构提供支持和合作，以加强机构与医疗机构间的信息交流。

附近是否有合适的培训和教育资源。精神障碍社区康复机构应定期对工作人员进行专业培训，满足工作人员的发展需求，这将有助于吸引和留住优秀的工作人员；并考虑如何建立一个有效的患者支持网络，包括家属、志愿者、社会工作者等，以提供患者所需的情感和社会支持。

006 /

精神障碍社区康复机构需要设置哪些功能室？

在精神障碍社区康复机构的各项设置中，功能室的设置是至关重要的，它们为患者提供必要的康复环境和条件，帮助患者逐渐恢复社会功能。这些功能室主要有以下几种。

职业康复区。职业康复区主要针对患者的职业技能进行培训，帮助他们更好地融入社会，实现自立。可根据患者的兴趣和需求，提供职业技能培训和就业指导服务。

康复活动区。康复活动区主要针对患者的认知、行为和社交能力进行康复训练，包括服药训练、预防复发训练、躯体管理训练、生活技能训练、社交能力训练、职业康复训练、心理康复、同伴支持、家庭支持 9 大类。工作人员会根据患者的具体情况，设计合适的训练计划，并定期对其进行评估和调整。

户外活动区。户外活动区提供一个安全、舒适的户外活动环境，供患者进行户外运动、散步等。该区域设有专门的运动设施和休闲设施，方便患者进行户外活动和放松身心。

心理咨询室。心理咨询室的专业心理咨询师可以提供个体或团体的心理咨询，帮助患者及其家庭成员解决与精神障碍相关的心理问题，如焦虑、抑郁等。咨询师定期为患者进行心理评估，制订个性化的心理咨询方案。咨询师还可以提供危机干预，确保患者在紧急情况下得到及时援助。

体育训练室。在体育训练室中，患者可以进行各种基础体能训练，如跑步、跳绳、做有氧操等，以增强心肺功能和提高身体素质；还可以进行身体协调性训练，如练瑜伽、打太极、跳舞等，有助于提高患者的身体协调性和平衡感。

娱乐活动室。娱乐活动室为患者提供各种娱乐活动，如音乐疗愈、绘画、手工艺等，帮助他们发展兴趣爱好、丰富生活。该室配备各种娱乐设施和工具，并定期组织活动，鼓励患者积极参与。

日间休息室。日间休息室提供一个安静、舒适的环境，供患者休息和放松。室内布置温馨，有舒适的床位和软垫椅子，还可以播放一些轻松的音乐来帮助患者放松心情。

阅读室。阅读室主要用于阅读康复训练，患者可以自由选择各类书籍、杂志和报纸，从经典文学作品到科普知识，从历史传记到心理健康指南，丰富的内容可以为患者提供多样化的学习与阅读体验，有助于患者提高自身的文化素养，获取多方面知识。

007 /

精神障碍社区康复机构需要配备哪些专业设施设备？

精神障碍社区康复机构的专业设施设备是为了满足患者的康复需求而设置的，旨在提供全面、专业的康复服务。以下是一些必选和可选的专业设施设备。

◎ 必选专业设施设备

康复训练设备。这是机构最基本的设施之一，包括各种康复训练器材。这些设备用于患者的身体和心理功能训练，帮助他们提高日常生活技能和社交技能。例如，平衡训练仪、肌力训练器、乒乓球训练器、划船器等。

心理康复相关设备。提供专业的心理咨询和心理治疗服务是社区康复机构的重要职责。因此，心理咨询室是必不可少的设施，同时需配备专业的心理咨询师，以及必要的咨询场所、心理评估和治疗设备，如沙盘、情绪宣泄模型等。

健康管理设备。为了确保患者的健康状况得到及时监控，健康问题得到及时处理，机构需要配备基本的健康护理设备和药品，包括血压计、血糖仪、急救药品和设备等。

◎ 可选专业设施设备

娱乐设施。虽然不是直接与康复相关的设施，但提供娱乐设施有助于改善患者的心理状态和生活质量。具体而言，娱乐设施可以包括电视、音响、棋牌，以及阅读材料和手工工具等。

职业康复设备。对于希望重新融入社会和工作的患者而言，职业康复是重要的环节。机构可以配备职业技能训练器材、模拟工作环境的设备和职业测评软件等。

社交技能训练设备。为了提高患者的社交能力，机构可以提供专门的社交技能训练器材和软件。例如，角色扮演道具、小组活动器材等。

家庭康复设备。家庭是患者康复的重要环境，因此家庭康复也是重要的康复环节。机构可以提供家庭康复指导器材、家居改造设施等，帮助患者更好地适应家庭生活。

移动辅助设备。对于行动不便的患者，可以配备无障碍设施，移动辅助设备（如轮椅、拐杖、助步器等）也是必要的可选设施。

总之，精神障碍社区康复机构的专业设施设备是为了满足患者的康复需求而设置的。必选设备是为了确保患者的基本需求得到满足，而可选设备则是为了提供更全面、个性化的康复服务。通过这些设施设备的配备和使用，机构能够更好地为患者提供专业的康复服务，促进他们的全面康复。

008 /

精神障碍社区康复机构的专业人员如何构成？

提供精神障碍社区康复服务的人员以社会工作者和精神科医生、护士为核心，以康复治疗师、心理咨询师（心理治疗师）、社区康复协调员、志愿者等为重要力量，由其组成团队对精神障碍患者提供社区康复服务。具备条件的地区可建立个案管理团队，与患者及其家属共同制订个体康复计划，针对患者情况进行精准康复。

社会工作者在精神障碍社区康复机构中扮演着重要的引领角色。精神障碍患者在社区康复机构进行康复过程中，社会工作者的职责是帮助患者重新融入社会。为此，社会工作者不仅需要了解相关的政策和法规，还需要具备丰富的社会工作技巧。社会工作者要与患者及其家庭紧密合作，评估他们的需求，并提供必要的社会支持，包括寻找合适的住房、协助申请福利、联系社区资源等。社会工作者还应组织各种活动，帮助患者建立社交网络，增强他们的社交技能。

精神科医生、护士在精神障碍社区康复机构中起到医疗支持和护理的作用。精神科医生、护士具备专业的医学知识，关注患者的身体健康，可以及时处理病情，确保患者在精神障碍社区康复机构中的医疗安全。他们的细心呵护，为患者提供了一个良好的康复环境。除了基本的医疗护理，护士还会对患者进行健康教育，指导他们如何管理自己的健康状况。

康复治疗师是帮助精神障碍患者恢复身体功能的关键人物。康复治疗师通常具备医学背景和康复治疗的专业技能，他们对患者进行全面的评估，根据患者的具体情况制订个性化的康复计划。这意味着他们可能需要针对患者的身体状况、认知功能和社交能力进行专门的训练。除了物理治疗和职业治疗，康复治疗师还会教授患者生活技能，如烹饪、清洁、购物等，帮助他们更好地独立生活。

心理咨询师（心理治疗师）是精神障碍社区康复机构的重要力量。心理咨询师（心理治疗师）不仅需要掌握扎实的心理学理论，还需要具备丰富的实践经验。心理咨询师（心理治疗师）的主要职责是评估患者的心理状况，识别他们的情感和认知问题。通过一对一咨询，心理咨询师（心理治疗师）帮助患者处理心理创伤，使其学习应对策略，以及如何与他人建立良好的关系。他们是患者的朋友和指导者，陪伴患者走出心理上的困惑和迷茫。

社区康复协调员在精神障碍社区康复机构中发挥着核心的组织与协调作用。社区康复协调员是在社区（村）配备的负责建立精神障碍患者康复服务档案，协调并组织有关机构和人员，为精神障碍患者提供社区康复服务支持的人员。他们包括社区（村）残疾人协会的专职委员、兼职的居（村）委干部、社区精防医生、社区网格员、志愿者、残疾人及其亲友等。

志愿者是精神障碍社区康复机构中不可或缺的力量。志愿者通常来自社区和高校，愿意为患者提供帮助和支持。志愿者协助专业人员开展各类活动，为患者提供陪伴与关爱。除了提供直接的服务，志愿者还是患者的榜样和鼓励者，他们用自己的行动告诉患者，尽管面临困难，但他们仍然有能力为社会作出贡献。

009 /

精神障碍社区康复机构的专业人员如何做好职责分工？

精神障碍社区康复的核心团队是一支跨学科、跨领域的合作团队，为了更好地实现康复目标，团队成员之间需要进行明确的职责分工。

社会工作者（含心理咨询师）为专职人员，建议不少于 2 人，主要职责有：建立精神障碍患者服务档案；制订患者个体康复计划；开展患者社交技能训练、日常生活技能训练、体能训练、劳动技能训练、同伴支持活动等；通过心理咨询或团体活动，帮助患者处理与精神障碍相关的心理问题；进行患者日常康复活动记录；定期向家属反馈患者的病情和康复进展，指导家属如何协助患者康复；为患者建立社区支持网络，包括寻找合适的社区资源、组织患者间的互助活动等；提供患者转介服务。

医生为兼职人员，建议不少于 1 人，主要职责有：开展患者入站和出站评估；建立患者服务档案；确保患者按时服药，监控药物效果，及时调整药物剂量或种类；开展患者服药技能训练、健康知识宣教等；进行患者应急医疗处置；开展患者康复过程评估，确保准确判断患者的病情和康复需求；指导社会工作者根据患者的具体情况，制订个性化的康复计划；指导社会工作者记录患者日常康复活动。

护士为兼职人员，建议不少于 1 人，主要职责有：配合医生开展各项服务；协助患者按时服药，监控患者的生理状况，确保患者安全；向患者及其家属传授关于精神障碍的基本知识、日常护理技巧和紧急应对措施；详细记录患者的病情变化和康复进展，及时向医生或其他团队成员反馈。

日常管理人员为专职人员，建议不少于 1 人，以及志愿者等，应具有精神残疾预防和社区康复服务的相关经历、经验，并全程参与社区康复服务，以及做好相关辅助工作。

总之，精神障碍社区康复核心团队要做好职责分工，明确各成员的角色和职责，保持及时和有效的沟通，以便团队成员了解康复计划的进展情况，分享信息和经验，讨论问题和挑战，共同制订解决方案。

010/

如何促进精神障碍社区康复机构专业人员的成长和发展？

促进精神障碍社区康复机构专业人员成长和发展是一个多维度、系统性的过程，需要从多个方面进行考虑和实施。以下是一些具体的策略和方法。

建立完善的培训体系。所有新入职员工都应该接受全面的岗前培训，内容包括机构文化、服务理念、专业技能、法律法规等；定期为在职员工提供专业技能提升、最新行业动态、心理咨询等培训；鼓励员工参加外部的研讨会、培训班，与同行交流，拓宽视野。

鼓励持续学习和成长。可以设立学习基金，为优秀员工或持续自我提升的员工提供一定的学习经费支持；定期举办内部或跨部门的分享会，建立一个支持网络，让机构人员可以互相学习和分享经验，以激发创新思维、鼓励合作，可以通过定期的团队会议、小组讨论、同事间合作等方式来实现；鼓励员工根据个人发展需要，自主选择合适的进修课程或读书计划。

定期进行工作评估和反思。定期进行工作评估并给予反馈，帮助员工了解自己的优势和需要改进的领域，可以通过个人会议、360度评估或同事间互评等形式进行；鼓励机构员工进行自我反思和学习，可以通过个人反思日志、小组讨论、团队反馈等方式来实现，以促进个人成长。

制订职业发展规划。为员工提供明确的职业发展路径和晋升机会；鼓励员工制订个人发展计划，明确个人职业目标；定期进行绩效评估，为员工提供有针对性的反馈和建议。

强化团队建设与合作。组织团队建设活动，增强团队凝聚力和合作精神；鼓励不同部门之间的合作，提升整体服务效果；建立有效的内部沟通机制，确保信息畅通，提高工作效率。

优化激励机制。提供具有竞争力的薪酬福利，吸引和留住优秀人才；设立多种奖励制度，如年度优秀员工、最佳团队等，激励员工积极进取；为优秀员工提供更多的晋升机会和更大的职业发展空间。

营造良好的工作氛围。提供舒适、安全的工作环境，确保员工身心健康；关心员工的生活和工作状况，尊重员工的意见和建议；培养积极向上的组织文化，让员工有归属感和自豪感。

27

加强与社会各界的合作与交流。与政府相关部门保持良好的合作关系，争取政策和资金支持；与社区居民建立良好的合作关系，共同参与社区活动和服务；与企业合作，争取更多的资源和技术支持。

011／

如何选择适宜的精神障碍社区康复志愿者？

选择适宜的精神障碍社区康复志愿者是一个需要细致考虑的过程，涉及多个方面的评估和筛选。以下是一些建议和步骤。

明确职责与定位。在选择志愿者的初期，首先应明确志愿者的具体职责及其在社区康复中的定位。例如，志愿者可能负责提供心理支持、生活帮助、信息咨询或协调资源等。明确职责有助于更精准地筛选出具备相应能力和经验的志愿者。

考察专业知识与技能。志愿者应具备一定的精神健康知识以及对精神障碍的理解和应对能力，他们需要了解如何与精神障碍患者建立关系、如何提供情感支持以及如何在紧急情况下采取恰当的应对措施。

考察人际交往能力。与精神障碍患者建立信任关系是至关重要的，因此，人际交往能力是挑选志愿者的一个重要考量因素。志愿者应具备良好的沟通技巧、耐心、同理心和适应不同交往情境的能力。

考察心理素质。面对精神障碍患者，志愿者应具备高度的耐压能力、情绪稳定性和自我调节能力，应能够处理挫败感，不评判、接纳不同的观点和生活方式。

考察服务态度与价值观。志愿者应具备服务社区和尊重多元文化的态度。他们应认同志愿服务的价值，愿意投入时间和精力为精神障碍患者提供支持。

考察培训与持续学习的意愿。对于精神障碍社区康复工作，志愿者的培训和持续学习是必要的。志愿者应自愿接受相关培训，不断提升自己的知识和技能水平。

参考过往经验和评价。在选择志愿者时，查看志愿者的过往经验和评价是很有帮助的，可以通过参考其他社区康复项目或相关组织对志愿者的评价来完成。

设置试用期。为进一步评估志愿者的实际工作表现，可以设置一段试用期。在此期间，观察志愿者的实际工作表现，并收集精神障碍患者和其他相关人员的反馈。

建立持续培训与支持体系。一旦选定志愿者，应为其提供必要的培训和支持，确保他们能够有效地履行职责。此外，定期的团队建设活动和专业培训也有助于增强志愿者的归属感和能力。

反馈与评估。定期对志愿者的工作进行反馈和评估，及时解决存在的问题，鼓励好的实践，并对表现优秀的志愿者给予表彰和奖励。

012 /

如何做好精神障碍社区康复志愿者的培训？

做好精神障碍社区康复志愿者的培训是确保志愿者能够有效地履行其职责并给精神障碍患者提供支持的重要环节。以下是关于完善和优化志愿者培训体系的一些建议。

明确培训目标。在开始培训之前，应明确培训的目标和期望结果，包括提高志愿者的精神健康知识水平、技能，改善其态度和增强其信心，使他们能够有效地与精神障碍患者建立联系并提供支持。

制订全面的培训计划。培训计划应包括：一是基础知识。包括精神障碍的定义、成因、表现及治疗方式。二是沟通技巧。如何与精神障碍患者建立信任关系、有效沟通等。三是应对策略。面对各种情境（如危机干预、情绪管理等）的应对措施。四是自我关怀。处理工作压力、保持心理健康的方法。

提供多元化的培训方式。一是理论授课。通过讲座、案例分析等形式传授知识。二是实践模拟。模拟实际工作情境，进行角色扮演或模拟训练。三是小组讨论与分享。鼓励志愿者分享经验、互相学习。四是在线学习。利用多媒体资源，如视频教程、电子书等。

持续培训与反馈、评估。一是持续培训。定期组织培训活动，不断更新知识和技能。二是建立反馈机制。收集志愿者的意见和建议，不断改进培训内容和方法。三是跟踪评估。定期评估志愿者的表现，确保培训效果得到体现。

自我关怀与心理健康。作为与精神障碍患者密切接触的志愿者，自身的心理健康同样重要。因此，志愿者培训中应包括自我关怀和应对压力的策略，帮助志愿者管理自己的情绪和应对压力。

建立支持网络。一是志愿者社群。作为一个平台，让志愿者可以交流经验、寻求帮助和支持。二是导师制度。资深志愿者或专业人士可以作为导师，为新手志愿者提供指导。三是心理咨询服务。提供专业的心理咨询服务，确保志愿者的心理健康。

激励与认可。对志愿者的付出和努力给予认可和激励，可以提高他们的积极性和参与度。例如，可以定期评选优秀志愿者并进行表彰。

与专业机构合作。与精神健康相关的专业机构或医院进行合作，邀请专业人士进行授课，提供更权威和专业的培训内容。

实地考察与现场教学。如果有条件，可以组织志愿者参观专业机构或康复中心，进行实地考察，了解真实的工作环境和流程。

注重文化敏感性和多元性。培训中应强调尊重和接纳不同文化背景的精神障碍人士，避免任何形式的歧视或偏见。

013/

精神障碍社区康复机构需要哪些专业方面的管理制度？

在精神障碍社区康复机构中，为了确保服务质量和患者安全，需要建立一系列专业管理制度。主要有以下几方面：

患者档案管理制度。为每名患者建立详细的档案，包括基本信息、病情状况、康复计划等，以便跟踪和管理。档案应严格保密，仅供相关工作人员查阅。

康复计划与评估制度。为患者制订个性化的康复计划，定期进行康复效果评估，根据评估结果调整康复计划，确保康复计划科学、有效。

药物治疗管理制度。对药物进行严格管理，确保患者按照医生的指示服药，避免药物误用或滥用。定期进行药物副作用监测，及时处理不良反应。

危机干预与预防机制。建立危机干预机制，对患者的情绪和行为问题进行及时处理，防止意外事件的发生。同时，加强患者及其家属的心理健康教育，预防危机事件的发生。

服务投诉和反馈机制。机构需要建立服务投诉和反馈机制，以便服务对象能够表达不满意或提出建议。可以设立投诉热线、建立投诉处理程序和反馈收集渠道等。机构应及时回应投诉和反馈，并采取适当的纠正措施。

员工培训与管理制度。定期为员工提供专业技能培训和安全培训，确保员工具备必要的专业知识和技能。同时，建立员工行为规范和奖惩制度，提高员工的工作积极性，增强员工的责任心。

职业道德和伦理规范。机构应制定和推广职业道德和伦理规范，为机构工作人员提供明确的行为准则。这将确保机构工作人员在工作中遵守道德原则、尊重患者权益，并保持专业的职业操守。

设备与物资管理制度。对机构内的设备和物资进行规范管理，确保设备正常运行，物资充足且无安全隐患。定期对设备和物资进行检查和维护，及时处理故障和问题。

服务质量监督与改进制度。建立服务质量监督机制，定期对服务过程进行检查和评估，发现问题及时整改。鼓励患者及其家属提出意见和建议，持续改善服务质量。

应急预案与处置制度。制订应对突发事件和紧急情况的应急预案，包括火灾、地震、疫情等。确保员工熟悉应急预案内容，能够迅速、有效地应对紧急情况。

这些基本的专业管理制度是精神障碍社区康复机构正常运行的基础，有助于提高服务质量和患者满意度。通过不断优化和完善这些制度，可以促进机构的可持续发展，为患者提供更好的康复服务。

014 /

精神障碍社区康复工作可以争取哪些部门的支持？

精神障碍社区康复服务是一项涉及多个部门、多方资源的综合性工作。为了确保服务的专业性和可持续性，需要争取以下几个部门的积极支持。

民政部门、卫生健康部门和残疾人联合会。作为公共服务的提供者，民政部门和卫生健康部门对精神障碍社区康复服务非常重视与支持。民政部门是负责社会福利和慈善事业的政府部门。对于精神障碍患者这样的特殊群体，民政部门通常会提供各种形式的救助和服务，包括制定相关政策，明确社区康复服务的标准和流程；投入必要的资金，建立和完善社区康复中心或站点，帮助患者更好地融入社会。卫生健康部门是负责公共卫生和健康的政府部门，关注的是如何提高人民的健康水平。因此，卫生健康部门对于精神障碍社区康复服务也非常重视，并给予一定的支持，包括加强基层医疗卫生机构的建设，为患者提供及时有效的医疗援助等。除此之外，残疾人联合会（以下简称残联）关注如何保障残疾人的权益和福利。残联通常也会为精神障碍患者提供各种形式的帮助和服务，同时，残联可以协调各方面的资源，为患者提供更好的康复环境和条件。

医疗部门、社会组织和企业。首先，医疗部门（如精神卫生机构和社区卫生服务中心）的专业人员具备专业医疗技术和经验，可以为患者提供个性化的康复方案，并进行定期的评估和调整，确保患者得到科学、专业的康复指导。同时，他们也可以为精神障碍社区康复服务提供技术支持和人员培训等方面的帮助。其次，其他组织的参与对于精神障碍社区康复服务的发展同样重要。社区居委会是负责社区管理和服务的基层组织，可以提供场地、设施、人员等方面的支持，帮助开展社区康复服务。除此之外，慈善组织等机构也通过开展各种公益活动，提高公众对精神障碍的认识和理解，消除精神障碍的社会歧视和污名化现象。此外，企业的支持也为精神障碍社区康复服务注入了新的活力。一些有社会责任感的企业不仅可以为精神障碍社区康复服务提供资金或物资援助，还可以为患者提供实习或就业机会。这不仅有助于减轻患者的经济负担，还能帮助他们重拾自信，提高生活质量。

社会工作部门。社会工作部门通常负责社区内的社会工作服务，组织各种社交活动，定期开展宣传教育活动，从而帮助精神障碍患者重新融入社会。社会工作部门可以通过街道宣传、举办讲座等方式，向社区居民普及精神卫生知识，减少居民对精神障碍患者的误解和偏见，营造一个更加和谐、包容的社区环境。同时，社会工作部门还可以招募和培训志愿者，运用同伴支持的力量，通过倾听、理解和鼓励帮助患者增强自信心。志愿者还能协助患者参与活动，帮助患者康复。最重要的是，社会工作部门能够为患者提供就业和培训的机会，帮助他们重新融入社会。

综上所述，为了确保精神障碍社区康复服务的顺利开展并取得预期成效，需要积极争取政府部门、医疗部门、社会组织和企业的支持和合作。通过各方共同努力，为患者创造一个更加包容、理解和关爱的社会环境。

015/

如何整合社会力量共同参与精神障碍社区康复工作？

整合社会力量共同参与精神障碍社区康复工作是一个复杂且重要的任务，需要从多个层面和角度进行推动。只有全社会共同关注和支持精神障碍社区康复工作，才能更好地促进患者的全面康复和社会融入。以下是一些具体的策略和建议。

教育培训及科学研究。设立精神健康主题的公开课或工作坊，邀请专家为社区居民普及精神健康知识。与学校合作，为学生提供心理健康教育和精神障碍的认知课程，从青少年开始培养对精神障碍的正确认识。与高校合作，共同开展精神障碍社区康复相关的科研项目，如新康复技术的研发、康复效果的评估以及患者生活质量的提升等。

社区活动与宣传教育。定期组织社区活动，如心理健康讲座、康复经验分享会等，提高居民对精神障碍的认知和理解。在社区内开展宣传教育活动，包括张贴海报、发放宣传册、设置宣传栏等，传递接纳和支持精神障碍患者的信息。

社区设施建设规划。根据社区需求和患者特点，建设或改造相关设施，如心理咨询室、康复训练室、娱乐活动室等。为患者提供便利的生活设施，如无障碍通道、专用停车位等，确保他们能够顺利融入社区生活。

社会组织与志愿者。社会组织是精神障碍社区康复工作的重要力量，成立专门的社会组织或志愿者团队，可以为患者提供日常照料、心理咨询和康复指导。通过线上平台或社交媒体招募志愿者，可以为患者提供陪伴、沟通交流和参与社区活动的机会。同时，社会组织应加强自身能力建设，提高专业性和服务质量。

社区合作与支持。社区是精神障碍患者康复的重要场所，应积极推进社区合作，让患者更好地融入社区生活。组织定期的社区支持小组或康复活动，让患者及其家庭成员相互交流、分享经验，彼此提供情感支持。利用社区中心或公共设施举办康复活动，如练瑜伽、冥想、绘画等，帮助患者放松心情、缓解压力。

就业与职业技能培训。与当地企业合作，为患者提供实习或就业机会，让他们逐渐重返工作岗位。开设职业技能培训课程，如手工艺、烹饪、园艺等，帮助患者发展一技之长，增强患者的自信心。

精神健康倡导。培养和动员有影响力的个人或团体，如公众人物等，他们可以起到宣传、教育、倡导的作用，提高大众对精神障碍的认知和理解。邀请他们参与公共活动，分享自己的经验和见解，为精神障碍患者发声。

对象怎么找

016/

适宜社区康复的精神障碍患者来源有哪些？

适合参加精神障碍社区康复的患者的来源是多方面的。以下是一些可能的来源。

医疗机构转介是一个重要的来源。许多精神障碍患者经过一段时间的医疗治疗病情稳定后，可能适合转介到社区进行康复服务。这样既可以确保他们继续得到必要的支持，同时也能减轻医疗机构的负担。与医疗机构建立良好的合作关系，能够确保患者得到合适的转介和持续的医疗关注。

家庭和社区成员的推荐也是不可忽视的来源。有时，家庭成员或社区成员能够观察到某些人可能需要社区康复服务的支持。他们可能了解一些情况，可以提供有关个体需求和背景信息，从而帮助康复团队更好地开展评估和提供服务。

自我推荐也是一个来源。有些精神障碍患者可能意识到自己的需要，主动寻求社区康复服务的帮助。他们的积极性可以成为康复过程中的一大动力，同时也为康复团队提供了个性化的服务需求。

社区宣传也可以发现一些潜在对象。精神障碍康复服务机构可以下沉到辖区内的部分社区，通过举办心理健康科普讲座、义务团辅活动等方式，吸引更多的人参与，发现可能需要社区康复服务的人。

社会组织和志愿者团体也可以成为潜在的合作伙伴。这些组织经常与社区居民接触，了解一些可能需要社区康复服务的人。通过与这些组织建立合作关系，可以扩大服务对象的来源，使社区康复服务为更多的人提供支持。

公共卫生和心理健康项目也是寻找适宜对象的一个途径。这些项目通常有明确的目标和覆盖范围，通过参与这些项目，可以接触到更多可能需要社区康复服务的人。与这些项目建立合作关系，可以实现资源共享，提高服务的可及性和扩大覆盖面。

综上所述，适宜社区康复的精神障碍患者的来源是多方面的。通过与医疗机构、家庭和社区成员、自我推荐者、公共卫生和心理健康项目等建立合作关系，可以扩大患者的来源，为更多人提供支持和帮助。同时，这也需要我们不断加强宣传和推广，提高社区居民对精神障碍的认识和理解，鼓励更多人寻求帮助和支持。

017/

吸引精神障碍患者接受社区康复服务有哪些策略和技巧？

在精神障碍社区康复服务中，吸引患者积极参与并接受服务的策略和技巧是至关重要的，以下为一系列综合性的方法与实践。

建立良好的声誉和形象。通过成功案例、患者推荐和社区活动等方式展示机构的成果和价值，建立良好的口碑；利用社交媒体、宣传册和网站等渠道传播机构的正面形象和康复理念，从而吸引更多患者主动寻求帮助。

优化服务流程。优化服务流程也是吸引患者的有效手段。机构可以利用在线预约、快速评估工具等手段，简化服务申请和等待流程，提高服务效率，缩短患者的等待时间，改善服务体验。

个性化服务计划。提供个性化的康复服务方案，根据每个患者的疾病特点、心理状况、生活技能和社会功能水平，为其量身定制康复目标和干预措施，包括个体心理咨询、药物管理、职业技能培训、社交技能训练等多元化服务内容。

多学科团队协作。组建由精神科医生、心理咨询师、社会工作者、康复护士等组成的多学科团队，共同为患者提供全方位的支持。这种跨专业的合作模式能确保从医疗、心理、社会各个层面满足患者的需求，提升服务质量与效果。

合理定价与费用透明。机构需要按照国家政策制定合理的收费标准，确保患者能够负担得起，并提供清晰的费用清单和收费标准。对于经济困难的患者，机构可以提供费用减免或资助计划，确保他们也能获得必要的康复服务。

灵活的服务时间和方式。结合患者的生活节奏和病情变化，提供便捷、灵活的服务时间安排，例如日间照料或居家康复，同时采用上门访视、电话咨询、远程诊疗等多种形式，以便患者随时获得必要的支持。

积极宣传与教育。通过举办讲座、发放宣传资料、开展线上线下的健康教育活动等方式，普及精神卫生知识，减少大众对精神疾病的误解和偏见，提高患者及其家属对于社区康复重要性的认识。

总之，为了吸引患者接受精神障碍社区康复服务，机构需要从多个方面入手，更好地满足患者的需求，提高服务的吸引力和利用率，促进患者的康复和社会融入。

018/

如何应对新进入社区康复机构的精神障碍患者的适应困难？

对于新进入社区康复机构的精神障碍患者而言，进入一个新的环境难免会产生适应困难的情况，只有明确了适应困难的原因，才能更有针对性地制订解决方案。以下是一些可能导致患者适应困难的原因。

陌生环境。患者长期住院或在家休养，习惯了稳定和熟悉的环境。突然进入一个全新的社区环境，患者可能因为缺少熟悉的人、事、物而缺乏归属感和安全感。

社交能力下降。精神障碍可能导致患者在社交方面出现障碍，如沟通困难、缺乏自信等，这可能影响患者与他人的互动和交流，进而影响其对社区的适应。

家庭和社会支持不足。缺乏家人和朋友的支持和理解，可能导致患者感到孤独和无助，进而影响其对社区的适应。

缺乏生活技能和独立生活能力。长期住院或在家休养可能导致患者失去一些基本的生活技能和独立生活能力，这可能使患者难以适应社区生活。

对疾病的恐惧和焦虑。精神障碍可能导致患者出现对疾病的恐惧和焦虑，这可能影响其对社区生活的适应。

针对上述原因，以下具体的应对措施，可以帮助新进入社区康复机构的精神障碍患者更好地适应社区生活：

提供过渡期支持。在患者刚进入社区时，为他们提供一段时间的支持。这段时间里，社区康复团队可以密切关注患者的需求，为他们提供必要的帮助和指导，确保他们能够顺利度过适应期。

优化康复环境和娱乐活动。一是改善社区的康复环境，如绿化社区、提供舒适的活动空间、安装无障碍设施等。二是组织一些娱乐和休闲活动，如音乐会、电影之夜、运动会等，让患者在轻松的氛围中放松心情，加强社交互动。

开展社交能力训练。很多精神障碍患者存在社交障碍，为此可以设计一些社交训练课程，帮助患者提高沟通技巧，使其学会与人相处，这也有助于患者更好地融入社区。

建立患者支持小组。成立支持小组，让新患者与其他康复中的患者交流、分享经验，彼此提供支持。这可以帮助新患者减轻焦虑和恐惧，使其更快地适应社区环境。

加强家庭支持。家庭是患者康复的重要支撑，康复机构应为家属提供培训和指导，让家属了解如何更好地支持患者，为患者提供一个温暖的康复环境。

提供生活技能培训。定期组织生活技能培训，如烹饪、清洁、购物等。这些看似简单的技能，对很多患者来说可能需要重新学习。通过培训，患者可以逐渐恢复独立生活的能力。

实施心理健康教育。为患者举办心理健康教育讲座，让他们了解自己的疾病，减少对疾病的恐惧和误解。同时，教育患者如何管理情绪、提高自我认知。

019

如何让精神障碍患者坚持进行社区康复？

在精神障碍社区康复服务中，确保患者能够持续参与并坚持康复计划是一项复杂的挑战。以下列举了一些关键策略和方法，以激励和支持患者积极参与康复过程。

建立信任关系。精神障碍社区康复机构需要构建一个温馨、接纳和无歧视的服务环境，通过专业且富有同情心的工作人员与患者建立信任关系，尊重患者的个人隐私、病史以及他们的选择权，注重与患者的沟通和互动，倾听他们的需求和困扰，并积极回应他们的疑虑和期望，提高患者的满意度和忠诚度。

优化硬件设施与服务。引入先进的科技手段，打造舒适的物理环境，配备适宜的康复设施设备，创造有利于身心放松、情绪舒缓的空间，使患者愿意参加康复活动；设计多元化、趣味化的康复活动，提供生活技能培训、社交活动、工作坊等多元化的服务，吸引和保持患者的兴趣。

建立患者支持网络。建立一个由患者、家属和康复团队组成的支持网络。通过分享经验、互相鼓励和提供帮助，患者可以获得更多的社会支持和认同感，从而更愿意坚持进行康复。

建立激励机制与成果反馈机制。建立合理的激励机制，如康复进步奖励、优秀病例分享等，以正面强化患者坚持康复的动力。定期向患者反馈康复进展，让他们看到自己的努力带来的改变，增强其自信心和继续治疗的决心。

加强与社区的合作。加强与社区的合作，利用社区资源为患者提供更全面的支持。例如，与当地企业合作，为患者提供就业机会；与医疗机构合作，为患者提供医疗支持；与志愿者组织合作，为患者提供志愿服务等。这些合作可以扩大患者的社交网络，提高他们的社会融入度，从而使他们更愿意坚持进行康复。

家属参与及社区参与。鼓励和支持患者家属参与康复过程，提供家庭教育培训，增强家庭支持系统的力量。同时，整合社区资源，让患者能在熟悉的环境中进行康复，如开展社区活动、志愿服务等，促进其社会融合。

定期评估和调整。定期评估患者的康复进展，根据评估结果及时调整康复计划。这可以帮助患者更好地应对康复过程中的挑战，增强他们的信心，使其能够坚持参与康复活动。

020

如何避免精神障碍患者在社区康复服务过程中流失？

精神障碍社区康复服务过程中，可能出现患者二次入院再出院时不回康复机构或因不明原因不辞而别，导致患者流失等情况，这需要工作人员加以重视。对此，可以考虑采取如下应对措施。

立即进行联系和确认。通过电话、邮件、短信等方式与患者或家属取得联系，了解流失的原因和患者的现状，如对服务不满意、遭遇困难、搬家等。根据情况，提供适当的心理支持或实际帮助，确保他们当前的安全和稳定。

采取适当的措施进行补救。根据流失的原因，对患者的现状进行评估，采取适当的措施进行补救，如调整或重新制订康复计划、提供额外的支持和资源、解决患者的问题和困难等，努力挽回患者，让他们重新参与康复服务。

反思和改进服务。将流失作为改进服务的契机，对康复服务进行全面审查，反思康复服务中存在的问题和不足，并采取措施进行改进和优化。对工作人员进行持续的培训和教育，增强他们的专业能力和服务意识，确保患者能够得到高质量的服务，提升患者的满意度和信任度，减少未来患者流失的可能性。

建立流失预防机制。通过建立流失预防机制，如定期评估患者状况、及时调整康复计划、加强与患者及其家属的沟通等，预防患者的流失。建立有效的反馈机制，加强随访和关怀，让患者及其家属能够轻松地提出建议和意见。同时，与相关机构和部门建立紧密的合作关系，增加患者的选择和资源，共同为患者提供全面的支持和帮助。

持续沟通与关怀。即使患者结束服务，仍应持续关注他们的状况并提供必要的支持。尽可能与患者及其家属保持定期的沟通，关心他们的生活和康复进展，了解他们的需求和变化。如果条件允许，可以为患者提供重新融入社区或康复服务的帮助和指导，如就业指导、心理辅导等。

总之，社区康复机构采取措施应对精神障碍患者流失时需要全面考虑患者的需求和利益，提供个性化的支持和关爱。通过持续改进服务，建立预防机制，强化合作，关注患者生活，尽力挽回患者及其家属的信任，减少患者的流失，提高康复服务的参与率和效果。

021 /

如何帮助精神障碍患者摆脱病耻感？

帮助精神障碍患者及其家属摆脱病耻感可以帮助他们更好地应对康复过程中的挑战和困难。在这个过程中，强化认知、自我肯定训练和支持小组都是非常有效的方法。

强化认知。强化对精神障碍的认知是帮助精神障碍患者及其家属摆脱病耻感的重要步骤。具体做法包括：一是教育和宣传。通过开展公共教育活动，向大众普及精神障碍的知识，包括症状、成因、治疗方法和康复过程等，以提高社会对精神障碍的理解和接受度。二是媒体参与。利用媒体平台（如电视、广播、报纸和网络）传播关于精神障碍的准确信息，并邀请专家进行访谈，解答大众的疑惑和误解。三是社区活动。组织各类社区活动，如讲座、展览、电影放映等，使大众有机会近距离了解精神障碍患者的生活和挑战。四是提供资料和阅读材料。制作和分发易于理解的精神障碍宣传资料，以及推荐相关书籍和文章，鼓励大众主动了解和学习相关知识。五是建立信息平台。创建一个在线信息平台或论坛，让精神障碍患者及其家属以及关心这一话题的人们可以交流经验、分享知识，共同学习和成长。

自我肯定训练。自我肯定是建立自尊心和自信心的重要步骤。对于精神障碍患者及其家属来说，学会自我肯定可以帮助他们更好地接受自身的经历，并克服内心的自卑感和羞耻感。要学会自我肯定，可以从以下几个方面入手：一是认识自己的价值和能力。帮助他们意识到自己是有价值的，并且有能力实现自己的目标和愿望。他们可以通过写日记觉察自己经历中的经验和优势等来增强自信心。二是保持积极的心态。保持积极的心态可以帮助他们更好地应对挑战和困难，引导他们积极思考，保持乐观的态度，使用正面语言激励自我。三是自我肯定的话语。教授他们使用自我肯定的话语暗示自己，增强其自信心和自尊心。例如，"我们能够克服这个困难"或"我们有能力实现自己的目标"。

支持小组。支持小组可以为患者及其家属提供一个安全、支持和理解的环境。在这样的环境中，患者及其家属可以与其他的患者及其家属交流和分享经验，从而发现他们并不孤单，并得到支持和鼓励。支持小组通常是由具有相似经历的人组成的团体，他们可以相互理解和支持。小组可以由康复机构的工作人员带领，旨在帮助患者和家属解决特定的心理问题。患者及其家属都可以从中获得情感上的支持和实际帮助，从而减轻病耻感。在小组中，患者和家属可以分享自己的经历、感受和困惑，听取他人的经验和建议，并学习如何应对他人的偏见和歧视。此外，小组还可以提供相关的信息和资源，帮助患者及其家属了解疾病和康复方案，从而更好地应对康复过程中的挑战。

022/

如何减少外界对精神障碍患者的歧视和污名化？

精神障碍患者的社会歧视是指社会对精神障碍患者的偏见和歧视会导致精神障碍患者受到排斥、不被理解及受到不公平的待遇，从而影响患者的自信心和生活质量。例如，患者可能面临就业歧视、教育歧视或社交歧视等，被认为不具备从业、受教育及与人社交的权利。污名化是指精神障碍患者被贴上负面的标签，如被称作"疯子""神经病"等，这些污名化的现象会使者感到羞耻和自卑，对患者的心理健康产生严重的负面影响。此外，这些偏见和歧视还可能导致患者得不到必要的教育和就业支持，从而影响患者的康复和生活质量。因此，逐步减少对精神障碍患者的歧视和污名化是精神障碍社区康复的重要任务之一。

加深公众对精神障碍的认识和理解。通过开展形式多样的宣传教育活动，如在社区、学校等公共场所开展各类教育活动，并通过电视、广播和平面媒体进行宣传，让公众深入了解各类精神障碍，包括其成因、症状、康复方法等。同时，向公众提供有关精神障碍的教育资源，包括书籍、文章、视频和在线课程，或者开办各类讲座，邀请精神病学家、精神障碍患者及其家属分享他们的真实经历和故事，鼓励公众与精神障碍患者进行对话和交流，从而打破社会对精神障碍的固有偏见，提高大众的认知水平。

强化社区参与和社区支持。积极鼓励社区居民参与社区工作人员组织的精神障碍社区康复的各类活动，动员社区热心居民成为社区康复驿站的志愿者或义工，为社区内的精神障碍患者提供生活和心理上的支持。此外，整合社区资源，例如提供廉租房、工作坊等，帮助精神障碍患者更好地融入社区生活。

加强精神障碍患者的社会融入。通过开展一系列社会适应能力训练课程和心理咨询活动，帮助精神障碍患者提高自我认知、应对压力和解决问题的能力。同时，提升社会各界对精神障碍患者的接纳和支持程度，通过举办社区活动、提供志愿服务等形式，促进精神障碍患者与其他居民的互动和交流。努力建立一个友善、包容的社会环境，使精神障碍患者能够更好地融入其中。

提升康复服务水平。加大对康复机构的专业化建设投入力度，提高服务人员的专业素质和技能。通过定期培训、学术交流等方式，丰富工作人员的知识储备和实践经验。同时，积极推动康复技术的创新和应用，引入先进的康复设备和方法，为精神障碍患者提供更加个性化、科学和有效的康复服务。

加强科学研究与监测。开展精神障碍社区康复相关研究，了解其发生和发展规律，监测患者的康复情况和权益状况。深入了解精神障碍的成因和康复方法，为政策制定和实践提供科学依据。

面对精神障碍患者社区康复中的社会歧视和污名化问题，需要全社会的共同努力和参与，通过多种途径的综合施策，逐步减少对精神障碍患者的歧视和排斥，促进他们的平等参与和社会融入。

023/

为精神障碍患者建档立卡应包含哪些信息要素？

为精神障碍患者建档立卡是社区康复机构的一项重要工作，这不仅有助于全面了解患者的病情和康复进展，还能为制订个性化的康复计划提供有力支持。以下是建档立卡应包含的信息要素。

接案阶段。首先，收集患者的基本信息，包括患者姓名、性别、年龄、职业、婚姻状况、家庭住址、家庭成员情况、病史及既往治疗情况等，询问患者的家庭、朋友、社区资源等情况，以便于社区康复团队了解患者的基本情况，并与其家庭建立联系；其次，与患者家属签订服务协议，约定康复目标、康复费用及责任归属；最后，由精神科医生对患者的心理社交功能和精神状况进行初步评估。

服务阶段。首先，由精神科医生列出患者心理与行为问题清单和解决路径，根据患者的具体情况，制定短期和长期的康复目标，如提高生活自理能力、减轻症状、增加社交活动等；其次，由机构工作人员或患者本人记录每天的训练活动情况，如药物治疗、心理治疗、技能培训、社区活动等，并进行反思；再次，精神科医生和护士还需要定期对患者进行随访、巡视，对患者的心理社交功能、精神状况、社会适应能力、社会功能缺陷进行过程性评估，记录患者病情的变化，以及任何与康复相关的积极或消极事件，并根据患者的康复进展和反馈，对康复计划进行适当调整和改进，以更好地满足患者的需求；最后，如果患者需要转介，则要签订转介知情同意书和填写转介登记表。

结案阶段。结案时，需要再次对患者进行心理与行为评估，并做好结案登记，包括结案日期、服务周期、患者的变化、拟定目标的完成情况等。

除了上述信息，还要注意：首先，要严格遵守隐私保护原则，确保患者的个人信息不被泄露；其次，随着患者病情的变化和康复进展，应及时更新档案内容，以确保信息的准确性；再次，要与患者及其家属保持良好的沟通，确保他们了解档案的内容和用途，并获得他们的同意和配合；最后，要尽可能地为患者提供便利，如提供必要的帮助和指导，确保他们能够顺利完成建档立卡工作。

024/

应从哪些方面不断完善精神障碍患者的档案资料？

在精神障碍社区康复服务中，除了记录患者的基本信息，完善患者的档案资料也是一个持续且细致的过程。这要求机构从多个维度深入挖掘和积累与患者康复相关的详尽数据，以确保为患者提供精准、全面且个性化的康复服务。可以从以下几个关键方面不断完善患者的档案资料。

心理评估报告。详细的心理评估及动态监测是完善档案的核心内容之一。工作人员应定期进行心理评估，包括认知功能、情绪状态、人格特质、社会适应能力等方面的评估，并将结果录入档案。例如，记录并追踪患者的精神症状变化、焦虑抑郁量表得分、生活质量指数等，这些指标对于评估康复效果、调整干预策略以及预防疾病复发具有重要意义。

药物治疗和副作用管理记录。药物治疗和副作用管理的历史记录也是档案不可或缺的部分。工作人员要翔实记录患者的用药历史，包括使用过的药物种类、剂量、用药时长、疗效反应及可能产生的副作用，以协助医生及时调整治疗方案，确保药物治疗的有效性和安全性，同时能反映出患者对药物治疗的依从程度。

动态评估与进展跟踪。从初次接受康复服务开始，应持续记录患者在各个阶段的症状改善情况、技能训练进展、参与康复活动的频率与质量，以及在社交、职业、生活自理等方面的能力提升，以评估康复效果，适时调整康复计划，并为患者回归社会或进一步提高生活质量提供有力支持。

家庭支持和社区资源利用情况。记录患者的家庭背景、家庭成员的角色与态度、家庭环境对患者康复的影响，以及患者在社区中的互动状况和资源获取情况等，了解患者及其家属的社会支持来源，有助于构建更为完善的社区支持网络，推动家庭和社区共同参与康复过程。

患者的个人意愿和需求反馈。在尊重患者权益的基础上，定期收集和整理患者的个人意愿、康复目标、期望值以及对康复服务的意见和建议，以便于康复团队根据患者的个体差异和主观诉求，实施更符合患者实际需要的服务项目和策略，提升患者对康复服务的满意度和积极性。

025/

签订精神障碍社区康复服务协议需要关注哪些问题？

与一般的服务协议不同，精神障碍社区康复服务协议涉及较多的问题。为确保能够为精神障碍患者提供安全、科学、有效的康复服务，签订协议时需要注意以下一些问题。

关注康复需求，明确服务内容。 精神障碍社区康复服务协议需要确保协议服务目标与患者需求相匹配，并明确康复服务的内容和范围，包括提供的康复项目、服务方式、服务频率等。同时，考虑如何根据服务对象的不同需求和情况提供个性化的康复服务。首先，在医学领域，精神障碍社区康复服务需要关注患者的临床康复需求，为患者制订个性化的康复方案，如服药训练、躯体管理训练等。其次，在社会领域，精神障碍患者往往面临着社会融入的困难，如就业、家庭关系等方面的问题。因此，精神障碍社区康复服务需要关注患者的社会融入需求，为其提供就业指导、家庭关系调适等方面的帮助。此外，社会工作者还可以通过开展社区活动等方式，促进患者与社区的互动和交流。最后，精神障碍患者常常伴随着心理问题，因此精神障碍社区康复服务需要关注患者的心理需求，为其提供心理咨询、心理疏导等服务，通过个体或团体康复的方式，帮助患者克服心理障碍，增强自信心和适应能力。

关注服务规范，保障服务质量。精神障碍社区康复服务协议应明确服务流程、操作规范和标准，以确保服务的专业性和有效性。康复团队的从业人员，须接受过精神障碍社区康复服务专业培训，持有与其岗位相适应的专业资格证书。除此之外，协议应建立服务质量控制及改进机制，如满意度调查、服务质量监测等，以不断提高服务质量。

关注隐私保护，防止二次伤害。精神障碍社区康复服务协议应明确保护患者隐私原则，防止由于服务对患者产生二次伤害。首先，协议应明确收集、使用和披露精神障碍患者个人信息的规定和目的，确保患者知情同意，确保患者有权随时拒绝或退出康复服务，保护患者隐私不受侵犯。其次，在精神障碍社区康复过程中，工作人员对精神障碍患者的个人信息进行匿名化和伪匿名化处理，去除可识别个人特征的信息，如姓名、身份证号等，确保信息在传输和存储过程中的安全性和保密性，只保留必要的信息用于研究和康复。再次，建立严格的访问控制和权限管理制度，对不同的人员设定不同的访问权限，确保只有经过授权的人员才能访问精神障患者的个人信息。最后，定期对精神障碍患者信息管理系统进行安全审计和监控，及时发现和处置安全漏洞和隐患，确保患者信息的安全性和完整性。

026 /

如何判断患者适宜转入精神障碍社区康复服务？

精神障碍社区康复工作中，为了确保服务的有效性和安全性，必须对精神障碍患者进行严格的筛选和评估。下面是判断患者适宜转入精神障碍社区康复服务的一些标准。

服务对象处于稳定期。这意味着患者的精神状况相对稳定，且在大多数情况下能够正常地生活和工作。对于那些处于急性发作期或具有高度攻击性、严重幻觉、妄想等症状的患者，社区康复服务可能无法提供足够的安全保障，应建议患者寻求更为专业的机构或医院治疗，待情况稳定后再考虑是否适合转入社区康复。这是为了确保社区康复服务不会因为患者的突发状况而受到影响，同时也能保护患者自身以及其他社区成员的安全。

具备一定的生活自理能力。这意味着患者能够独立处理日常生活中的基本事务，如饮食、洗漱、穿衣等。这是社区康复服务的基本要求，如果患者无法自理，可能导致康复服务难以有效实施。

具备一定的合作态度和沟通能力。这意味着患者可以积极配合服务人员的指导和建议，愿意尝试不同的康复活动和方法。这样的态度能增强患者对社区康复服务的信任和提高满意度。如果患者缺乏明确的康复目标或对康复过程缺乏合作意愿，可能导致社区康复服务的低效甚至无效。

家庭支持能力较好。家庭是社区康复服务中不可或缺的一部分，家庭成员的支持和关心对患者的康复过程具有积极的影响。因此，患者应与家庭成员保持良好的关系，且家庭成员应具备一定的监护能力和照顾技能。虽然社区康复服务通常是免费的或低收费的，但仍然需要考虑患者的家庭经济状况。有支持能力的家庭能够更好地协助患者进行康复，提供更多的资源和照顾。

无严重违法行为，有社会融入能力。对于有严重违法行为、社会关系紧张或无法融入社区生活的患者，社区康复服务可能难以提供有效的帮助和支持。

综上所述，通过明确接收标准，精神障碍社区康复机构可以更好地保障服务的安全性和有效性，为真正合适的精神障碍患者提供精准、个性化的支持。同时，这也有助于提高社区康复服务的整体质量和效果，为精神障碍患者创造一个更加包容、和谐的社会环境。

027

如何判断患者是否适宜转出精神障碍社区康复服务？

判断患者是否适宜转出精神障碍社区康复服务是一个多维度的过程，需要综合考虑患者的病情、康复状态、生活环境等多方面因素。以下一些维度可以帮助判断患者是否适宜转出。

评估病情稳定性。患者的病情相对稳定，这是转出的基本前提。这意味着患者的症状得到有效控制，没有明显的波动或复发迹象。而病情稳定通常需要医生进行评估，包括评估患者的精神状态、情绪状况、认知能力等，确保患者的症状得到有效控制或缓解，确保患者的病情状态适合转出。

观察日常生活表现。观察患者在日常生活中的表现，包括日常生活自理、服药管理等方面。如果患者还不能独立进行这些活动，在日常生活中的自我照顾能力不足，则可能需要继续留在康复机构接受进一步的康复服务。

社会适应能力。患者应具备良好的社会适应能力，能够适应社会生活，与他人建立和保持良好的关系。这些能力包括基本的社交技巧、沟通能力、解决问题能力等。如果患者难以适应社会生活，可能需要继续留在康复中心接受进一步的帮助。

生活环境支持。患者的家庭和社会环境应能为他们提供足够的支持，包括情感支持、生活照顾、康复资源等方面。因此，在判断患者是否适宜结束康复服务时，应注重评估者是否有足够的支持来应对日常生活中的挑战和压力。如果患者的家庭和社会环境无法提供足够的支持，那么他们可能需要继续留在康复机构接受进一步的康复服务。

康复目标达到度。在判断患者是否适宜结束康复服务时，要评估患者是否已经达到预期的康复目标。这些目标可以是关于症状缓解、功能提升、生活品质改善等方面的。通过评估患者是否已达到这些目标，可以了解他们是否准备好离开康复机构，进入社区生活。

患者自我报告和意愿。让患者进行自我报告，了解他们的自我感知和满意度，患者对自己康复状态的感知和满意度可以作为判断康复目标是否达到的参考。如果患者对转出持积极态度，愿意参与社区康复活动，那么他们可能更适合转出。然而，如果患者对转出持消极态度或缺乏参与社区康复活动的意愿，则需要更多的时间和支持来帮助他们建立信心和准备转出。

028 /

如何判断精神障碍患者是否需要转介？

判断精神障碍患者是否需要转介是一个需要综合考虑的问题，涉及多个方面。转介应从患者的最佳利益出发，确保患者得到最适合其情况和需求的医疗护理。以下是判断精神障碍患者是否需要转介的一些重要依据和建议。

评估病情严重程度。首先，要评估患者的病情严重程度。如果患者的症状较为严重，例如出现自残、自杀倾向、暴力行为、幻觉妄想等症状，这表明患者的情况较为紧急，需要专业的干预和治疗。在这种情况下，转介到专业的医疗机构进行进一步治疗是必要的。

观察自我照料能力。患者的自我照料能力也是判断其是否需要转介的重要依据。如果患者无法自我照料，或存在严重的生活障碍，可能需要更专业的护理和治疗，此时将患者转介到合适的医疗机构是必要的。

精神障碍社区康复百问百答

评估社交和职业功能。患者的社交和职业功能也是判断其是否需要转介的重要依据。如果患者无法正常地与他人交流、工作或学习，或者社交和职业功能受到严重影响，这可能表明患者需要更专业的治疗和管理。在这种情况下，将患者转介到合适的医疗机构是更合适的选择。

评估药物治疗情况。如果患者正在接受药物治疗，但症状控制不理想，或者出现了严重的药物副作用，这可能表明需要为患者调整治疗方案或者将其转介到更专业的医疗机构进行进一步的治疗和观察。

评估心理社会因素。除了上述生理因素，患者的心理社会因素也是判断其是否需要转介的重要依据。例如，患者可能正面临重大的生活压力、家庭问题或社会适应不良等，这些问题可能加剧其精神症状，或使其现有症状难以得到有效控制。在这种情况下，可能需要将患者转介到更专业的医疗机构，使其获得更全面的护理和治疗。

评估家属的支持和理解。家属的支持和理解对于精神障碍患者的康复至关重要。如果家属对患者的病情和治疗方式缺乏理解，或者无法给予患者足够的支持，可能导致患者在家中的康复效果不佳。在这种情况下，可能需要将患者转介到更专业的医疗机构，使其获得更全面的护理和治疗。同时，也需要对家属进行必要的支持和教育，以便他们能够更好地理解和支持患者。

评估医疗资源情况。在某些地区，精神卫生医疗资源可能相对匮乏。如果所在地的医疗机构无法提供适当的治疗，需要考虑将患者转介到其他地区或更高级别的医疗机构。同时，也要考虑患者的经济状况和保险覆盖情况等因素，以选择最适合患者的医疗机构。

029 /

精神障碍患者转介的基本步骤有哪些？

精神障碍患者的转介需要一个系统性的规划和执行过程，从评估需求到跟进和记录，每一步都需要细心考虑和执行。只有这样，才能确保患者得到最适合其情况和需求的医疗护理。以下是精神障碍患者转介的基本步骤。

评估需求。在考虑转介之前，对患者的病情进行全面评估是至关重要的，包括了解患者的症状、病程、治疗历史以及当前的生活状况。此外，还需要评估患者的社会支持系统，例如家庭、朋友和其他社会关系，以确定患者是否有足够的支持来应对转介可能带来的变化。

选择合适的接收机构。选择合适的接收机构是转介成功的关键。这需要根据患者的具体情况，如病情、年龄、性别和特殊需求，来选择能够提供适当治疗和护理的机构。同时，要考虑机构的地理位置、设施、专业人员资质以及与社区的融合度等因素。

联系接收机构。在选定机构后，应与选定机构的工作人员取得联系，了解其接收标准和床位情况。同时，向他们提供患者的相关资料，以便他们提前了解患者的病情和需求。这一步有助于为患者争取到更好的治疗和护理安排。

准备转介资料。准备详细的转介资料是转介流程中的重要环节。转介资料包括病历摘要、诊断报告、影像学检查结果、治疗方案、药物处方以及家属或监护人的联系方式等。这些资料有助于接收机构快速了解患者的病情，从而制订合适的治疗计划。

转介会诊。在某些情况下，可能需要进行转介会诊，以便进一步评估患者的状况和需求。这通常涉及患者当前的治疗团队和接收机构的专业人员。会诊有助于确保患者得到最适合其情况的治疗和护理，同时也有助于协调两个机构之间的沟通和合作。

患者及其家属教育。在转介过程中，对患者及其家属进行教育是非常重要的。这包括解释转介的原因、治疗的目的和预期结果，以及如何与新机构的工作人员进行沟通和合作等。此外，还应告知患者及其家属在转介过程中的权利和义务，以便他们能够作出明智的决策。

转介后的跟进。转介后，与接收机构保持联系并进行定期的跟进是必要的。这有助于了解患者的接受情况、治疗进展和生活状况，同时也有助于解决可能出现的任何问题。此外，跟进还可以提供机会调整治疗方案或提供其他必要的支持。

记录和评估。对每一次转介过程进行详细的记录和评估是必要的。这不仅有助于总结经验教训，提高未来的转介效果，还可以为研究提供有价值的数据。此外，定期评估患者的康复进展和治疗效果也是至关重要的，可以确保患者得到最佳的治疗。

030 /

初次接触精神障碍患者及家属有哪些需要注意的问题？

与精神障碍患者及家属的交流可能是一个复杂的过程，工作人员要始终展现出真诚的关心和愿意提供帮助的态度，通过耐心服务、理解和支持患者及家属，为患者和家属提供实质性的帮助。以下是初次接触精神障碍患者及家属时需要注意的一些具体事项。

建立信任关系。在与精神障碍患者及家属交流之前，首先需要与其建立起信任关系。例如，保持眼神接触、微笑、积极倾听等，都可以让他们感受到工作人员的关心和尊重。此外，可以向患者及家属保证工作的保密性，让他们知道个人信息和其分享的内容将会被妥善保管，不会被泄露。

使用简单明了的语言。在与精神障碍患者及家属交流时，应用简单、直接的语言描述情感和症状，避免使用过于复杂或专业的术语，以便让患者及家属更好地理解他们正在经历什么。例如，可以说"你感到紧张和不安，这让你很困扰"，而不是使用"焦虑症"这个词。

倾听。倾听不仅是听到患者及家属的话，更重要的是理解他们的感受。在患者及家属说话的时候保持安静，不要打断他们，可以通过点头、微笑或者简单重复等表示你在关注他们。

观察非言语信号。在交流时，应注意患者及家属的身体语言、面部表情和声音的变化，这些信号可能比所说的内容更能反映他们的真实感受。例如，如果患者及家属的声音变得颤抖或者他们避免与工作人员的眼神交流，这些都可能是他们在隐藏某种情感的表现。

提供支持和理解。精神障碍并不是患者的选择，他们也希望自己能够过上正常的生活，家属通常也会感到非常无助。工作人员可以表达出理解和支持，例如说"我知道这对你们来说很难，你们一直在努力应对"，让他们知道工作人员明白他们的担忧和焦虑。

提供信息和支持。在交流时，工作人员应向患者及家属提供相关的精神健康信息和支持资源。例如，可以告诉他们有关精神障碍的成因、治疗方法以及康复过程等信息。同时，也可以向他们提供一些社区资源或者线上平台，以便他们能够得到更多的信息和支持。

保持耐心。精神障碍患者的情感和思维可能存在不稳定性，同时家属也会感到焦虑、悲伤、愤怒等，工作人员需要接受他们的情绪反应，并提供情感支持。例如，可以安慰说"我知道这对你来说很难，但你不是孤单的，我们可以一起面对这个问题"。

接受多样性。每个精神障碍患者及家属都有其独特经历、需求和情感状态，工作人员应该尊重他们的个性特点和需求。通过尊重他们的多样性，可以更好地满足他们的需求并提供更加个性化的支持。

鼓励家属参与和家属互助。鼓励家属参与患者的治疗过程，让他们了解治疗方案，以及他们在患者康复过程中扮演的角色和承担的责任。同时，鼓励家属之间互相支持和交流经验，他们可以分享彼此的感受、经验和方法，互相提供情感支持和实际帮助。

服务怎么做

031 /

诱发精神疾病的主要影响因素有哪些？

精神障碍的致病因素是多方面的，主要包括生物因素、心理因素和社会因素。对于精神障碍的预防、治疗和康复，需要综合考虑这些因素，采取综合性的措施。

生物因素。精神障碍患者的一级亲属的精神障碍发病率通常高于一般人群，其中抑郁障碍患者的亲属发病率为一般人群的 1.53 倍，双相情感障碍为一般人群的 10 倍。精神障碍中尤其是心境障碍在某种程度上带有季节性的特点，这类精神障碍患者倾向于在秋季和冬季出现抑郁，在春季和夏季正常或出现轻度躁狂。不仅如此，大脑中神经递质系统的变化是很多精神障碍的致病因素。例如，女性在分娩之后、月经之前以及更年期都会感到一阵阵的抑郁情绪，这些事件都与女性雌激素水平的下降有关。

心理因素。个体对事物的看法、性格特点以及应对方式会影响精神疾病的发生。心理负担过重、对各种生活事件的心理反应大以及缺乏有效的应对策略，都有可能诱发精神疾病。例如，性格内向或心理承受能力较差的人，在遇到应激事件后更容易出现心理疾病。当面对失业、离婚、生子等重大生活事件时，个体如果无法正确应对，也可能产生严重的心理压力，进而诱发精神疾病。当然，情绪状态也是影响精神疾病发生的重要因素。长期处于抑郁、焦虑等负面情绪状态下的人，更容易出现精神问题。

社会因素。社会情境与文化也会导致精神障碍。例如遭受战争或重大疾病，人们患精神障碍的可能性会大幅度提高，贫穷、缺乏资源和援助的地区的人们也会比富裕和稳定的地区的人们患精神障碍的概率更高。精神障碍患者往往存在人际关系方面的问题，他们在遇到严重的生活事件时受到的压力更大，既害怕与他人过于接近，又很需要他人的关心与爱，这是具有特征性的精神障碍患者自身的矛盾冲突。如果与患者共同生活的家庭成员表达了更多的负性态度或情感，那么患者的疾病复发率会更高。因此，采取一些减少应激的康复手段有益于患者病情的稳定。

032/

如何做好精神障碍的预防？

精神障碍的预防至关重要，它关乎个体身心健康、家庭幸福与社会和谐。目前精神障碍受到社会的广泛关注，更需要做好精神障碍的预防工作，为人们提供专业的社会心理服务。

减轻病耻感。加强精神卫生知识普及，提高公众对精神健康的认识，增强自我保健意识，帮助人们正确认识疾病，减少对疾病的误解和恐惧。

培养健康的生活习惯。保持规律的作息时间，保证充足的睡眠，均衡饮食，适度运动。避免过度疲劳、熬夜以及酗酒、吸烟等不良习惯。

培养乐观的心态。关注积极的事物，保持乐观的心态。认识到失败是学习和成长的一部分，从挑战中寻找成长的机会。掌握放松的技巧，如冥想、深呼吸等，以应对日常生活中的压力。

寻求支持。与亲朋好友保持联系，建立良好的人际关系网络，在遇到困难时积极向家人、朋友及专业人士寻求支持与帮助，减轻孤独感和降低抑郁风险。

注意基础疾病。高血压、糖尿病等基础疾病，包括一些器质性损伤，都有可能引发精神障碍。因此，要积极控制这些疾病的发展，定期进行健康检查。

识别早期症状。通过宣传和科普帮助人们学习如何识别精神障碍的早期症状，及时发现异常状态，如情绪低落、焦虑等。若出现相关症状，应及时寻求专业医生的帮助，进行早期康复治疗。

033 /

如何区分精神障碍和智力发育迟滞？

精神障碍是大脑机能活动发生紊乱导致的认知、情感、行为和意志等精神活动不同程度障碍的总称。在传统的疾病分类系统中，属于精神病性障碍的主要为精神分裂症、偏执性精神障碍、急性短暂性精神病、感应性精神病和分裂情感性精神病等。

智力发育迟滞又称智力缺陷，通常指由于大脑受到器质性的损害或是由于脑发育不完全从而造成认知活动的持续障碍以及整个心理活动的障碍。智力发育迟滞患者的智力显著低于正常人的平均智力水平，通常按照智力水平分为轻度、中度、重度智力发育迟滞等。

精神障碍与智力发育迟滞的区别如下。

临床表现不同。精神障碍患者临床表现以幻觉、妄想、行为紊乱等精神病性症状为主，其思维、情感、言语和行为动作与外界环境常常不相协调，患者可能会出现持久的功能损害。由于疾病的特殊性和社会对该病存在认知偏差，患者和家属会承受很大痛苦和经济压力，也加重了社会负担。而智力发育迟滞患者临床表现多为感知速度减慢，注意力严重分散，注意广度非常狭窄，思维、言语、记忆能力水平低下，并通常伴随其他方面的发育障碍，如学习能力障碍、社交能力障碍等。

致病因素不同。精神障碍的致病原因较为复杂，与遗传、环境、心理等因素均有关，但以生物学因素为主，心理社会学因素在疾病发生中具有"扳机"作用，影响症状的表现及疾病康复。而智力发育迟滞则由于遗传变异、感染、中毒、头部受伤、颅脑畸形或内分泌异常等有害因素造成胎儿或婴幼儿的大脑不能正常发育或发育不完全，使患者智力的发育停留在某个比较低的阶段。

治疗方法不同。目前针对精神障碍的治疗仍以药物治疗为主，电休克治疗、经颅磁刺激治疗也可以作为选择，心理治疗在患者疾病康复、减轻疾病带来的心理负担、预防复发等方面具有重要的作用。而智力发育迟滞的治疗则主要是通过特殊教育和康复训练来提高患者的适应能力。

预防措施不同。对于精神障碍，预防措施可能包括减轻心理压力、保持健康的生活方式等。对于智力发育迟滞，预防措施可能包括孕期保健、减少孕期感染等。

目前社会上对于精神障碍和智力发育迟滞的认识存在一些误区。有些人可能会将精神障碍和智力发育迟滞混为一谈，认为它们是同一种疾病的不同表现。事实上，两者虽然都表现为认知和行为异常，但在成因、症状、治疗方法等方面存在较大差异。此外，有些人可能认为智力发育迟滞是不可逆转的，无法治疗。事实上，通过特殊教育和康复训练等治疗方法，智力发育迟滞患者的适应能力可以得到提高。

034

精神障碍社区康复随访包含哪些具体形式和主要内容？

在精神障碍社区康复服务中，随访是确保患者得到持续关注和支持的重要环节。

◎ 随访形式

入户随访。即工作人员定期到患者家中进行访问，了解患者的康复情况、生活状况和病情变化。这种形式的随访有助于及时发现患者的问题和需求，并提供有针对性的支持和指导。通过与患者及其家属的交流，工作人员可以评估患者的认知状况、情感状态和社交能力，以便调整康复计划。定期家访还能为患者提供心理上的支持和鼓励，提高他们的治疗信心和生活质量。

集中随访。集中随访是指将相同病情的患者组织在一起，进行定期的评估和讨论。通过集体评估，患者可以相互了解和分享康复经验，学习应对困难的方法和技巧。同时，工作人员可以根据患者的反馈和表现提供有针对性的指导和建议。集体评估能够促进患者之间的互动和学习，提高康复效果和生活质量。

远程随访。电话随访与视频随访是一种便捷的随访方式，指通过电话或视频与患者进行沟通，了解他们的康复进展和遇到的问题。这种方式适用于无法进行面对面随访的情况，例如患者住处偏远或行动不便。通过电话随访与视频随访能够保持与患者的联系，及时给予他们必要的指导和支持。同时，通过电话随访与视频随访还可以减轻患者的社交压力，让他们感到更加放松和舒适。

◎ 随访内容

对生理状况的评估。生理因素可能会影响精神障碍的治疗效果和患者的整体健康状况。例如，医生会关注患者的体重、血糖、血压、大小便等指标，以避免因生理问题导致的治疗抵抗或疾病复发。

对症状演变情况的观察。这包括评估患者的症状是否稳定，是否有复发迹象，以及患者的日常生活和社会功能是否得到改善。例如，对于抑郁症患者，医生会关注其情绪状态、睡眠质量、食欲以及日常活动的参与度。对于精神分裂症患者，医生则会观察其是否有幻听、幻视、妄想等症状。

对药物管理的监督。随访过程中还需要评估患者是否按时服药，是否有任何不适或副作用，如体重增加、代谢改变等，并将情况反馈给医生和护士供其参考，以此决定是否需要调整药物剂量或更换药物，在实现最佳治疗效果的同时减少不必要的医疗风险。

对生活方式和心理状态的关注。包括评估患者的社交状况、工作或学习情况、应对压力的方式，以及是否有任何可能导致疾病复发的心理因素。例如，对于焦虑障碍的患者，医生会关注其是否有持续的应激源，以及是否需要心理治疗或进行生活方式的调整。同时，医生还会提供相关的心理教育，帮助患者及其家属更好地理解和应对疾病。

健康教育及心理支持。包括向患者及其家属普及精神卫生知识，提供有关疾病自我管理技巧的指导，例如如何识别早期复发信号，需要提供哪些方面的支持等。通过健康教育，可以帮助患者及其家属建立正确的疾病观念，提高患者及其家属的自我管理和预防疾病能力。

035

精神障碍社区康复随访有哪些必要的程序和注意事项？

对精神障碍患者及其家属进行有效的随访，能帮助他们更好地应对精神障碍，提高生活质量。具体来说，对精神障碍患者及其家属进行随访主要包括以下步骤。

预约安排。在进行随访前，应提前与患者及其家属进行预约，确定随访的时间和地点。应尽量选择一个安静、私密的环境，以便患者及其家属放松和自由地表达。

上门随访。工作人员应提前了解患者的情况，给予患者缓冲的时间。上门随访时要双人同行，注意安全。

开场白与介绍。在随访开始时，应进行简短的开场白，介绍随访的目的、预期时间以及保密原则，确保患者及其家属对随访过程有一个大致的了解，以减轻他们的紧张感。

收集基本信息。询问患者的基本情况，如年龄、病程、用药情况等。了解家属的角色和负担，以及对患者病情的认知程度。

病情评估与了解。通过与患者及其家属的交流，评估患者的精神状态、日常生活情况、社会功能以及康复进展，并询问患者及其家属是否有困难或问题需要帮助解决。可以使用一些简短的量表来评估患者的精神状态，如简明精神病评定量表、抑郁自评量表等。这有助于更客观地了解患者的状况。

提供支持和指导。根据评估结果，对患者及其家属提供必要的心理支持和康复指导，帮助他们了解病情，调整生活方式和应对策略，提高自我管理能力。可以与患者及其家属一起制订具体的行动计划，包括康复目标、日常任务和应对策略，这样可以提高随访的效果。

解答疑问与建议。对于患者及其家属提出的疑问或困惑，给予耐心解答和积极的建议。应提供相关的资源链接或转介服务，如心理咨询、社区活动等。

记录与反馈。详细记录随访过程中的关键信息，包括患者的状况变化、家属的关注点以及提供的支持和指导。定期进行总结和反馈，以便调整康复计划。

结束与后续安排。在随访结束时，感谢患者及其家属的配合，并询问他们是否有进一步的疑问或需求。根据需要，预约下一次随访的时间和地点。最后对随访过程进行反馈和总结，分析存在的问题和不足之处，并寻求改进的方法和策略。

在整个随访过程中，应注意观察患者的情绪变化和行为表现，如有异常情况应及时处理。同时，尊重患者及其家属的意愿和决定，避免强迫他们接受服务或治疗。

036/

精神障碍社区康复中如何服务精神分裂症患者？

精神分裂症是一组成因未明的精神疾病，涉及思维、情感、行为等多方面障碍，以精神活动与环境不协调为特征。患者通常意识清晰，智能尚好，部分患者可保持痊愈或基本痊愈状态。虽然药物可以改善疾病的许多显性症状，并对复发预防有效，但社会适应、职业竞争能力等社会功能仍不能通过药物得到改善。因此，要使患者实现全面的社会康复需要精神障碍社区康复机构鼎力相助。

支持性心理康复训练。在精神分裂症早期，帮助患者加深对自身疾病的认识，使其能够接受系统的药物治疗；在急性期和维持期，帮助患者认识药物的效用及可能出现的副作用，以及认识到长期康复对预防疾病复发的重要性，并且尽可能帮助患者解决在生活、学习、工作等方面遇到的问题。

适应技术训练。减轻应激反应是适应技术训练的主要目的。首先，让患者了解疾病性质，增强内省力，主动接受康复服务。其次，找出影响病情稳定性的因素，如应激和物质滥用，让患者把疾病的症状看成应激反应，使他们感到"出现症状"是正常的现象，并按照妄想的强度由轻到重去讨论，挑战并检验支持妄想的证据。最后，在讨论的过程中寻找解决问题的方法，从而降低唤醒水平，改善症状。

家庭相互交流训练。在开展心理康复和适应技术训练的同时，应注重训练整个家庭成员相互交往的技能。训练内容包括：首先，精神分裂症教育内容。让家人对该疾病有一定的认识，了解怎样帮助患者认识疾病及康复的重要性，配合工作人员让患者得到系统的康复。其次，利用角色扮演练习、模仿强化等方法，使家庭成员发现存在已久的沟通方面的问题，恰当地宣泄不良情绪，简化交流方式，避免交流偏差及过度的批评和评论、敌对以及过分的情感卷入。

问题解决训练。首先，指导家庭成员进行结构性解决问题方法的训练，找出问题所在，并针对这一问题列出可能的解决办法。其次，对各种办法可能会产生的不同结果进行评估，家庭成员从可能的解决办法中找出一种被认为可行的最好办法。再次，按此办法制订计划并付诸实施，对实施结果进行回顾并表彰参与者的努力。最后，教会家庭成员行为管理的各种策略、方法，包括代币制、行为塑造的方法等。

对精神分裂症患者采取精神障碍社区康复绝大多数是在疾病的恢复期或间歇期或疾病的慢性阶段（维持期）。康复手段应重点放在防止患者复发和防止功能衰退上，需要社会各阶层、家庭成员和周围人的共同努力。

037 /

精神障碍社区康复中如何服务双相情感障碍患者？

双相情感障碍是个体在情绪、认知、躯体和动机方面发生改变的一类精神障碍，以反复发作的躁狂和抑郁为特征。双相情感障碍易于复发，不易康复。药物治疗是双相情感障碍康复的必要手段，但是心理康复作为对药物治疗的补充，可以帮助解决药物治疗带来的社会和心理问题。精神障碍社区康复机构可以运用再归因训练、控制感和快乐练习训练、团体辅导—思维训练等服务双相情感障碍患者。

再归因训练。指通过认知重构、理性情绪疗法等，改变患者原有的行为模式和情绪状态，使其以更为积极、客观的方式对事件进行归因。这种训练的目的是帮助患者减少情感困扰，增强自我控制能力。再归因训练通常包括以下步骤：首先，识别自动思维。一般情况下，患者会习惯性地用一些消极的句子来描述自己。这些"毁灭性的"自动思维会导致抑郁或躁狂发作。因此，需要引导患者学会观察和记录自己的思维模式，识别出自动思维中的不合理信念。其次，挑战不理性信念。引导患者通过积极的证据和逻辑分析来纠正自己的不理性信念。最后，建立合理的解释。引导患者学会用更为客观、理性的方式解释生活中的各类事件，认识到生活中的事件并不都是针对自己的个人攻击，很多时候是中性的或并非个人能完全控制的。与此同时，增强患者的自我控制能力，减少情绪波动，从而使患者更好地应对生活中的挑战和压力。

控制感和快乐练习训练。根据行为治疗的消退理论，行为治疗是通过操纵强化的时机、提高患者获得强化的比例来消除抑郁状态的。以下是使患者重新学会快乐的方法：首先，要求患者想象一个使其满足的行为，如吃一个冰激凌、读一本侦探小说。其次，他们必须和自己定下一个约定去实施这些行为，当约定时间到了的时候，无论他们是否喜欢去做都必须执行。这一过程将重复进行许多次，同时还要记录下他们对自己的快乐旅行的反应。通过这样的活动，不仅能增加患者与强化物的接触，而且能强化他们对快乐的体验。

团体辅导—思维训练。首先，开展心理教育，帮助患者了解双相情感障碍的症状特点、发病率和复发率、治疗的过程和特点。其次，通过集体讨论、小组互动、角色扮演、分组练习的方式，带领患者识别自动思维、检验自动思维的现实性、训练再归因能力和改变导致抑郁或躁狂的生活态度，引导患者在团体中相互帮助、相互督促。

此外，普遍使用的康复方法还包括使用活动计划表、自我独立训练和转移技术等。活动计划表常被用于双相情感障碍的早期阶段，用于缺乏动机的患者的康复训练。角色扮演是另一种常用于认知疗法的行为技术，工作人员运用角色扮演技术，通过设定特殊的人际交往的情节，例如在工作中和上司会面，引导患者主动思维。

038/

精神障碍社区康复中如何服务精神发育迟滞伴发精神障碍患者？

精神发育迟滞是一组以智能低下和社会适应困难为显著临床特征的精神障碍，指个体在 18 岁以前智力发育明显低于同龄水平，常伴有智力发育不全、发育受阻、视力障碍、听力障碍、大小便失禁、运动障碍等。精神发育迟滞患者往往存在社会适应行为能力缺陷，甚至还可能伴发其他精神障碍。因此，精神障碍社区康复机构针对精神发育迟滞伴发精神障碍患者需要采取特殊的康复训练方法。

生活自理训练。对于精神发育迟滞伴发精神障碍患者的康复训练，最重要的是生活自理训练。为了能够让他们掌握简单的自理生活技巧，在日常康复中应由最简单的内容开始，每天定期训练患者的生活技能，督促患者按时起床、穿衣服、系鞋带、叠被子、洗脸、刷牙、吃饭、洗澡、大小便等。

言语—认知功能训练。工作人员应对精神发育迟滞伴发精神障碍患者的病情程度、身体状况以及性格特点进行综合评估，为其制订个性化的训练方案，并结合其临床症状与言语水准，建立短期与长期的训练目标。在功能训练过程中采用面对面、一对一的方式，利用游戏、语言、针灸以及手势符号等方式，如以集体训练的形式让患者进行搭积木、拼图、看图画画等游戏，利用这些游戏的趣味性与互动性，帮助患者获得心情的愉悦，提高其玩乐兴趣的同时，加强其与其他患者的互动交流，从而对患者的社交能力、认知功能进行训练。

运动及智力整合训练。根据患者的不同病情，开展运动及智力整合训练，如通过简单的游戏训练患者的肢体活动和脑力活动，在游戏中让患者在娱乐的同时锻炼身体机能。还可以利用手工艺制作训练引导患者掌握简单的劳动技能，提升患者的动手动脑能力等。

联合听觉统合训练。首先，进行听觉统合训练。引导家属将患者带到一个安静、独立的空间，借助听觉统合康复仪进行康复。其次，开展心理疏导。由于患者容易被外界因素影响，出现各种不良情绪，并且无法及时释放，从而干扰了正常的康复，所以通过引导患者家属以温和、亲切的态度与其交流聊天，并适当对其进行语言上的鼓励与肢体上的抚触，其间让患者与家属对视，让患者感受到来自亲人的关心和呵护；对于不主动对视的患者，通过玩具、零食等吸引其注意力。与此同时，开展环境干预。为患者创造舒适的康复环境，通过让患者集体居住，使其能够慢慢与周围人进行接触，同时保持良好的生活环境，勤打扫卫生，定期开窗换气，根据天气变化适当为患者增减衣物，避免患者出现感冒等疾病，甚至对正常的康复造成影响。最后，进行饮食干预。引导患者养成科学的饮食习惯，通过家属了解患者的饮食习惯，结合营养师的建议，为患者制订科学的饮食计划，应以去酪蛋白及去麸质食物为主，定期为患者调整食物搭配，避免患者出现挑食现象而影响正常的康复。

039/

精神障碍社区康复中如何服务偏执性精神障碍患者？

偏执性精神障碍又被称为妄想性精神障碍，是一组以妄想为突出临床特征的精神障碍。妄想常具有系统化的倾向，个别可伴有幻觉但历时短暂且不突出。此类疾病的病程演进较慢，患者一般不会出现人格衰退和智能缺损，并有一定的工作和社会适应能力。由于偏执性精神障碍的特殊性，精神障碍社区康复机构需要采取特殊的康复训练方法。

药物治疗。偏执性精神障碍的药物治疗应该系统而规范，强调早期、足量、足疗程的"全病程治疗"。一旦明确诊断，应及早开始用药，采取积极的药物治疗，争取缓解症状，预防病情的不稳定。一般情况下不能突然停药。慢性患者的治疗中应进一步控制残留症状，提高疗效，可采用换药、加量、合并治疗等方法。另外，需加强随访，掌握病情变化，调整治疗策略。

服药维持训练。和许多其他疾病一样，因为药物治疗只是抑制了症状，并没有立即纠正病理和生理的异常，所以必须重视维持康复训练。一般来讲，维持康复训练可与急性期使用相同的药物，可以是同样的剂量，也可以根据患者情况适当减量。

暴露疗法。对于偏执性精神障碍患者来说，这种疗法可以帮助他们逐渐适应和克服偏执的想法和行为。与患者一起制订一个渐进的暴露计划，逐渐提高患者接触相关情境的频率并延长时间，使患者逐渐暴露于与他们偏执观念相关的情境中。这种疗法可以帮助患者逐渐适应这些情境，并学会如何应对偏执的想法和行为。

家庭干预。家庭干预的目的在于提高患者对治疗的依从性和减少应激的影响。主要方法有以下几方面：一是心理教育。包括关于偏执性精神障碍的一般常识，了解该病的易复发性，理解为控制症状而治疗的必要性以及病程中应激的作用。二是应激处理。帮助患者增进交流，澄清要求需要，提供明确的正性或负性反馈处理日常问题，处理不同的但很突出的应激，提供解决问题的一般技巧。三是危机干预。患者对治疗的依从性差，甚至拒绝服药，这是导致复发的最常见原因之一。此时应该对易导致复发的危机进行及时处理，帮助患者处理威胁治疗依从性的问题也是家庭干预的重要内容。

040 /

精神障碍社区康复中如何服务癫痫所致精神障碍患者？

癫痫所致精神障碍是指由癫痫引起的精神障碍，主要由脑部神经元反复异常放电引起。由于受累的部位和病理、生理改变的不同，引起的精神症状各异。对于癫痫所致精神障碍患者，可以采取以下几种康复服务方法。

记忆训练。对于癫痫所致精神障碍患者，可以采取不同的记忆训练方法：一是联想记忆法。这是一种常用的记忆技巧，利用联想思维，将需要记忆的信息与某些熟悉的事物、场景或人物相联系，形成鲜明的印象，从而加深记忆。例如，带领患者学习英语单词时，引导患者将新单词与已知的单词联系起来，形成独特的联想，以便更快地记住新单词。二是故事串联法。为患者提供一些零散的词语信息，并要求他们限时记忆，引导患者将要记住的信息编织成一个有趣的故事来记忆。例如，为了记住一系列物品的名称，可以编造一个故事，将每个物品的名称串联起来，这样更容易记住。如记住水果的名称，可以编造一个故事："我走进一个果园，看到了苹果、香蕉、橙子和葡萄。"三是归类记忆法。引导患者将相关信息进行分类整理，形成一个有条理的知识体系，以便更好地进行记忆和回忆。对于精神障碍患者来说，归类记忆法可以帮助他们将信息整合在一起，形成一个完整的知识结构，提高记忆的效率。四是层叠记忆法。将要学习的内容层层叠加在一起，形成一个层次分明的结构，以便更好地理解和记忆。例如，在带领患者学习历史事件时，可以教他们将事件按照时间顺序排列，形成一条时间线，以便更好地理解历史事件的先后顺序。

降低生理唤醒训练。以生物反馈作为辅助，教给患者肌肉放松的技术，如果患者能够学会深度放松，并且能够在面对真实生活中的应激事件时应用深度放松，将有助于降低患者的应激水平。同时，放松训练也有助于免疫系统功能的改善。不过，要想获得持久的效果，必须有规律地、持续地、长期地进行放松练习。

防止社会功能退化。对于癫痫所致精神障碍的慢性患者，特别要注意其心理功能的明显缺陷。可以从以下几个方面进行康复：一是认知训练。目的是提高患者的注意能力与技巧，同时提高患者的抽象能力（如概念的形成、词的定义等）。二是澄清对社会的理解。目的是提高患者分析社会、生活中各种信息的能力。主要的康复方法包括使用一系列幻灯图片来展示现实生活中的各种信息，然后要求患者对幻灯图片的信息进行描述、归纳、解释、分析，最后由带领者在治疗时与患者讨论患者对信息的理解和分析是否正确，以及如何采取措施来应对与患者有关的各种信息等。三是交谈。目的是提高患者的交流技巧，训练患者对问题的注意力和领悟力。应用联想语言过程来诱导、启发患者，指导患者对他人提出的问题作出适当的回答。四是解决人际问题。目的主要是提高患者解决人际矛盾的能力，训练和提高患者的生活技能和工作技能，使其树立正确的、适应社会的行为规范，重建患者的自我保护及应对困难处境的能力，包括生活技能、工作技能、社会技能。

041／

精神障碍社区康复中如何服务分裂情感性障碍患者？

分裂情感性障碍是一种分裂症状与情感症状在同一次发病中均很明显的精神障碍，且常有反复发作倾向。临床特征是既有明显的精神分裂样症状，又有抑郁症状或躁狂症状。对于分裂情感性障碍，预防复发是首要考虑的康复目标。因此，精神障碍社区康复机构针对这一障碍的特殊性，需要围绕"应激管理"提供更专业的康复方法。

了解应激源时，首先，要确定应激源是什么，如即将到来的考试、职场上的升迁带来的工作变化和人际关系变化或者经济上的困窘等。其次，确定应激源是长期存在还是短期出现。了解患者在面临突发事件中对应激源的反应，包括生理、情绪、行为、认知等各方面的反应，观察患者是如何应对它们的。最后，从两个方面着手掌控应激。即改变应激源本身或者改变对应激源的反应（认知、情绪、生理、行为)。应激管理中改变应激源的常用技术如下：

时间管理技巧训练。时间管理技巧训练的目标是教会患者如何有效地管理时间，优化日程安排，并对应激情况进行合理应对。首先，教患者学习如何识别和评估生活中的应激源。了解应激源的性质和影响程度可以帮助患者更好地制定应对策略。其次，使患者明确自己的优先事项，学习如何设定切实可行的目标和制订计划。这包括短期目标、中期目标和长期目标，以及完成这些目标所需的行动计划。有效的目标设定和计划制订可以帮助患者更好地掌控自己的工作和生活，从而减轻应激反应。再次，帮助患者培养良好的时间管理习惯，如设置优先级、合理分配时间、避免拖延等。这些习惯可以帮助患者更高效地利用时间，减轻因时间管理不善而产生的压力。最后，带领患者做一些放松和缓解紧张情绪的活动，包括深呼吸、冥想、练瑜伽等。这些放松技巧可以帮助患者在面对应激情境时保持冷静和放松，从而更好地应对压力。

生物反馈训练。生物反馈训练的目的是让患者学会有意识地控制自己的生理活动，以调整机体功能或防病、治病。生物反馈训练包括下述过程：首先，对生理反应的觉察。生物反馈的信息常见的是通过心电图、肌电图、脑电图、皮肤电反应、温度、心率、血压及血容量等反馈的信息。通过教会患者理解这些信号的意义，患者可以将这些信号与自己躯体的状态相联系，察觉到自己的生理反应，如高血压患者可以通过血压仪得知自己的血压状态。其次，对生理反应的控制。指导患者进行放松练习，练习的方法有冥想、想象、自主训练等，患者通过反复的放松练习有意识地控制其某一器官的活动，使其回到正常的状态。最后，将习得的反应应用到日常生活中，反复训练，在遇到日常工作和生活中的应激时能够不再借助生物反馈仪器而达到调整机体功能和保持健康的目的。

042/

精神障碍社区康复中如何服务大龄孤独症患者？

孤独症（又称自闭症）是广泛性发育障碍中最常见、最具有代表性的疾病，发病率超过 1%（即每 100 个患者中就会有至少 1 个孤独症患者），严重影响着整个家庭的获得感、幸福感和安全感。大量孤独症患者在经过一段时间的抢救性康复训练后，因缺少必要的过渡性支撑和延伸性服务，仍然难以较好地融入社会，进而导致退行性改变的"旋转门"现象普遍存在。因此，面对这类群体，提供更为专业的康复方法变得十分重要。

应用行为分析疗法。应用行为分析疗法在比较常见的对孤独症进行干预的理论与方法中获得了最多的支持。应用行为分析是指人们在尝试理解、解释、描述和预测行为的基础上，运用行为改变的原理和方法对行为进行干预，使其具有一定社会意义。应用行为分析的基本原理是"反应与强化"，注意个体化，即需要工作人员针对不同的孤独症个体采用不同的刺激和强化策略。目的在于减轻孤独症的核心症状，弥补"社会交流和互动方面的缺陷"。进行训练的行为内容包括注意力、基本识别、语言交流、日常生活、社会化、游戏、精细动作和大运动控制等，分别分解为小单元来进行训练，每周训练 30～40 小时。从个体的需要出发，采用前提—行为—结果的模式消除问题行为或塑造社会适应行为。

社会行为训练。对于大多数孤独症患者来讲，通过模仿和观察进行学习，恰当地表达情感，正确地参与社交游戏，学习特殊的社交技能，如排队和分享，以及允许他人和自己共同参与活动，都是需要学习的重要社会行为。工作人员可以将患者觉得开心或有用的动作、活动和事件、人匹配起来增强康复的效果。另外，让普通患者或孤独症患者的兄弟姐妹作为同伴训练员参与进来也有助于他们的社会行为进步。

操作性言语训练、手语训练。在沟通技能训练领域，操作性言语训练和手语训练是两种常用的方法。操作性言语训练是一种逐步提高行为频率的方法，如提高患者的发音或说话频率，教他们理解单词的意思，提出语言要求和表达愿望，促使他们更自发且更功能性地运用言语去影响别人及更好地进行沟通。手语训练是对操作性言语训练的辅助，同步的训练可能对那些单一使用操作性言语训练效果不佳的患者更为恰当。

043 /

精神障碍社区康复中如何服务老年认知障碍患者？

我国是世界上人口老龄化进程最快的国家之一。老年认知障碍作为一种起病隐匿的进行性发展的神经退行性疾病，患者常表现出认知功能下降、记忆力减退、注意力和执行功能障碍等临床特征，生活质量和日常生活独立性都受到很大影响。目前，老年认知障碍的康复面临着巨大挑战。一般情况下，老年认知障碍患者在院接受常规康复训练（包括药物治疗、物理康复和常规认知训练）之后，还有很长的康复期需要居家度过，对此，精神障碍社区康复机构可以针对老年认知障碍带来的记忆障碍、失语、失用、失认、视空间技能损害、执行功能障碍以及人格和行为改变等全面性失智表现，提供更有针对性、更专业的认知、运动、语言等任务康复训练。这类训练需要由经验丰富的康复师进行指导和监督，具体训练内容包括以下几个方面。

认知任务。一是注意力训练。通过完成视觉或听觉刺激的选择性关注任务，例如在一系列图像中找出特定目标，或在一段语音中关注特定单词，使患者的注意力提升。二是记忆再认训练。使用记忆游戏、记忆棋盘等方法，要求患者记住和复述特定信息，如数字序列、物品列表等。三是执行功能训练。进行复杂的任务，如解决数学问题、规划行动序列、进行决策制定。

运动任务。针对老年认知障碍患者，可以结合认知任务进行物理运动训练：一是步行训练。进行定点或长距离步行训练。二是平衡训练。通过站立、平衡器材使用等方式锻炼平衡能力和身体稳定性。三是手眼协调训练。通过抛接球、接球游戏、拼图等锻炼手眼协调能力和精细动作控制能力。在训练过程中，训练强度应逐渐增大。训练初始阶段，根据患者的实际情况进行适度的训练，然后逐渐增加训练的难度和复杂程度。同时，康复师应对患者进行个体化的指导和反馈。

语言任务。由于老年认知障碍患者可能会出现语言表达和理解困难的情况，因此需要进行语言任务训练。一是听力理解训练。通过听简单的指令和对话，帮助患者理解其中的意思，提高听力理解能力。二是口语表达训练。通过简单的对话和引导，帮助患者表达自己的想法和感受，提高口语表达能力。三是阅读理解训练。通过阅读简单的文章和故事，帮助患者理解其中的意义和内容，提高阅读理解能力。同时，练习简单的句子和语法结构，帮助患者掌握正确的语言形式，同步提高语言表达能力。

044/

精神障碍社区康复中的服药训练有哪些要点和注意事项？

精神障碍社区康复服药训练是一种康复训练方法，旨在帮助精神障碍患者逐渐独立地使用抗精神病药物来控制自己的疾病症状。这种训练的主要目标是帮助患者正确认识疾病、了解药物治疗相关知识、学会药物自我管理、养成遵医嘱独立服药的习惯。以下是精神障碍社区康复服药训练的一些要点和注意事项。

◎ 要点

帮助患者了解药物治疗相关知识。 以小组或个别辅导的方式进行，通过授课、情景模拟、角色扮演等多种形式使患者了解药物治疗的重要性、全病程康复的理念、常见药物不良反应及其应对、预防复发的技巧和向医师求助的方法。

制订服药计划并设置提醒。 在医师的协助下制订服药计划，确保患者了解每天需要服用的药物种类和剂量，并为患者设定固定的服药时间和地点。使用手机或其他设备的提醒功能，设定服药时间，以免忘记。提醒的声音要足够响亮，确保其能够引起患者注意。

设置服药记录本。让患者设置服药记录本，记录服药情况，确保患者在每次服药后都记录服药的日期、药物名称和剂量等，确保不会漏服或重复服药，以便追踪和管理。

进行行为训练。按照患者自主服药的不同程度，可以将训练分为以下五级：第一级，药物由工作人员管理，工作人员摆好药物后让患者服药。每次服药时告知患者药物的名称、剂量、形状，使患者认识药物，知道每次服药剂量。第二级，药物由工作人员管理，工作人员摆好药物后，患者按指定的时间在工作人员面前服药，使患者养成按时服药的习惯。第三级，药物由工作人员管理，患者在工作人员的帮助下自己摆药，并按指定的时间在工作人员面前服药，使患者学会药物的自我管理。第四级，药物存放在工作人员指定的个人药柜内，患者定时取药，无须在工作人员面前服药，使患者学会自主服药。第五级，药物由患者自行保管在所属储物柜内，患者自行定时服药，无须工作人员督促，使患者养成药物自我管理的习惯。每级训练时间约为2周，达到目的后可进行下一级训练，如服药过程或精神状态出现问题，需降回上一级重新训练。

◎ 注意事项

遵循医师的建议。在进行社区康复服药训练时，应遵循医师的建议，根据患者的病情和需要制订个性化的康复方案。

注意药物副作用。了解药物的副作用和相互作用，如果患者出现任何不适，如恶心、头痛、失眠等，应及时通知医师并处理不良反应。

定期评估和调整康复方案。定期评估患者的康复进展和康复效果，根据需要调整康复方案，以提高患者的康复效果和生活质量。

关注患者的心理状态。关注患者的心理状态和情感需求，提供必要的心理支持和辅导，帮助患者学会应对疾病的方法，培养其形成积极的生活态度。

总之，精神障碍社区康复服药训练需要多方面的支持和参与。通过制订良好的服药计划，鼓励患者积极参与康复训练，可以提高患者的服药依从性，推动其康复进展。

045/

精神障碍社区康复中预防复发训练有哪些要点和注意事项？

精神障碍社区康复预防复发训练是一种尤为重要的康复训练方法，其目标是帮助患者和家属掌握复发先兆表现及应对和寻求帮助的方法。训练内容包括组织医护人员和社区精神卫生防治人员（以下简称精防人员）通过专题讲座、一对一指导等，帮助患者学习认识精神疾病、常见精神症状、药物治疗的好处及常见副作用、复发的因素、复发的先兆表现、预防和应对复发的措施等。

◎ 要点

提高服药依从性。和许多其他的疾病一样，药物治疗只是抑制了症状，并没有立即纠正病理和生理的异常，因此必须重视服药维持训练。让患者及其家属了解精神障碍维持药物治疗的重要性，强调定时定量服药对保持血药浓度、避免药物耐受和保证治疗效果的重要性。并且在医生的指导下，向患者介绍药物的作用、用法和注意事项，提高患者对药物的认识。同时，通过观看示范视频或图片，让患者了解正确的服药方法和步骤。在患者养成良好的药物依从性后，医生应及时根据患者的病情变化调整用药剂量，减少药物带给患者的副作用。

了解复发的危险因素及识别复发征象。帮助患者了解导致疾病复发的关键事件和情境，使其在早期症状出现时能够及时识别，并掌握应对技巧和制订应对计划。

应对应激性生活事件。帮助患者识别应激性生活事件并制定有效的应对策略（如体育锻炼、朋辈支持、改变思考方式等）。

加强保护性因素。学会识别并多做有助于治疗和改善症状的生活行为，如多与家人沟通、参与社会活动等。

◎ 注意事项

养成健康生活方式。工作人员需引导患者养成规律的作息习惯，保证充足的睡眠和休息；制订合理的饮食计划，避免暴饮暴食或过度依赖不良食品；鼓励患者参与适量的体育活动，如散步、慢跑或练瑜伽等，以提高身体素质和缓解压力。

监测情绪变化与复发风险。工作人员需定期与患者进行沟通，了解其情绪状态和生活变化。一旦发现患者出现复发先兆，如情绪波动大、行为异常或睡眠障碍等，应及时与医疗团队联系，共同制定应对策略，降低复发风险。

危机干预准备。在康复过程中，患者可能会出现紧急状况或危机事件，如自杀倾向、暴力行为等。因此，工作人员需接受相关培训，掌握危机干预的技巧和方法，确保在紧急情况下能够迅速、有效地采取行动，保护患者及他人的安全。

046/

精神障碍社区康复中的躯体管理训练有哪些要点和注意事项？

在精神障碍社区康复服务中，躯体管理训练是一个重要的组成部分，主要目的是预防和治疗由精神障碍引发的躯体疾病。很多长期患有精神障碍的人，由于药物副作用、生活方式不健康、缺乏运动等，容易患上各种躯体疾病，如肥胖、糖尿病、高血压等。通过躯体管理训练，可以帮助患者改善身体状况，降低患病风险。

◎ 要点

健康饮食教育。向患者及其家属传授健康饮食知识，帮助他们了解如何合理搭配，控制热量摄入，减少高糖、高脂、高盐的摄入。同时，提供一些实用的饮食计划和食谱，帮助患者改善饮食习惯。

运动锻炼指导。根据患者的身体状况和兴趣爱好，为他们制订个性化的运动计划，包括有氧运动、力量训练、柔韧性训练等，以增强患者的体质，提高抵抗力。同时，运动还可以缓解患者的心理压力，有助于改善情绪。

药物管理。向患者及其家属提供药物管理的相关知识和技能，包括药物的种类、剂量、服用时间等。指导患者正确使用药物，避免因药物使用不当而引发不良反应。此外，还要监督患者的药物依从性，及时发现和处理潜在的问题。

自我监测和记录。教给患者如何自我监测身体状况，如测量血压、血糖、体重等。鼓励患者定期记录自己的身体状况和感受，以便及时发现异常情况。通过自我监测和记录，患者可以更好地了解自己的身体状况，从而及时调整生活方式和寻求医疗帮助。

心理支持。在躯体管理训练过程中，心理支持同样重要。患者可能会面临一些心理挑战，如缺乏自信、焦虑、抑郁等。因此，提供心理支持和心理咨询可以帮助患者建立积极的心态，使患者更好地应对生活中的挑战。

生活习惯调整。除了饮食和运动，生活习惯的调整也是躯体管理训练的重要方面，包括规律的作息时间、充足的睡眠、戒除烟酒等不良嗜好等。帮助患者养成健康的生活习惯有助于维护他们的整体健康状况。

◎ 注意事项

训练强度与训练方式。在进行躯体管理训练时，要特别注意训练强度。对于精神障碍患者来说，他们的身体状况可能不同于普通人，因此需要适度地训练，避免过度疲劳或受伤。训练方式的选择也非常重要，精神障碍患者可能需要采用低强度的训练方式，如瑜伽等，以放松身心，缓解焦虑和抑郁等情绪问题。

保持耐心。精神障碍患者的康复是一个长期的过程，需要患者保持耐心和积极配合训练。同时，家属和社会也需要给予患者足够的支持和鼓励，帮助他们更好地进行康复。

047

精神障碍社区康复中的生活技能训练有哪些要点和注意事项？

生活技能训练是精神障碍社区康复服务中的一种康复训练方法，目标是使患者恢复原有的生活技能，适应家庭与社会环境，提高患者独立生活能力。以下是精神障碍社区康复中的生活技能训练的一些要点和注意事项。

◎ 要点

个人生活技能训练。 内容包括洗脸、刷牙、漱口、饭前便后洗手、不随地吐痰等个人卫生训练，洗衣服、整理内务、做饭等简单的家务劳动训练，规律的上床和起床时间等作息训练，见面打招呼等基本礼仪训练，以及求助能力、财务管理、互联网及智能手机使用、乘坐公共交通工具等训练。

家庭生活技能训练。 主要围绕履行相应的家庭职责和义务开展，如与家人一起吃饭、聊天、看电视，参与家庭事务的讨论，关心和支持家人等。

场景模拟与日常实践相结合。通过模拟真实生活中的情境，帮助患者更好地理解和掌握各种生活技能。首先，根据目标技能为患者创造尽可能真实的环境。例如，如果需要训练烹饪技能，那么最好在厨房里进行，使用真实的烹饪工具和食材。其次，让患者扮演不同的角色，以便更好地理解和体验生活中不同的场景。例如，在购物场景中，患者可以扮演消费者或销售员的角色，学习如何进行沟通，达到自己的目标。再次，在场景模拟过程中，提供及时的反馈非常重要。通过提供及时的反馈和指导，可以帮助患者更好地理解和掌握各种生活技能。同时也可以根据反馈调整模拟的难度，以便达到更好的康复效果。最后，场景模拟应该重复进行，精神障碍患者在学习新技能时可能会感到困惑或害怕失败，需要鼓励他们不断尝试并反复练习，并在每次模拟后进行复盘和总结。

设定小目标。在训练过程中设定小目标，这些目标应该是具体的、可衡量的，以便患者知道自己需要做什么，以及如何评估自己的进展。

分解任务。对于一些复杂的任务，如烹饪或洗衣，可以将其分解为更小的步骤或任务，逐步教给患者。这样可以帮助他们更好地掌握每一步骤，最终完成整个任务。

◎ 注意事项

创造支持性环境。因为改变习惯和重新学习技能需要大量的时间和不断重复,因此训练过程中需要耐心和理解。需要工作人员尽可能创造一个积极、无压力的环境,并鼓励家属积极参与和督促患者实施个人生活技能训练和家庭生活技能训练,让患者感到安全和舒适。

重视个体差异。在训练中要注意不同患者的实际生活情境,针对个体差异调整训练计划。确保训练内容与患者的实际生活情境相适应,避免偏离患者现实生活、过于复杂或抽象的训练内容。

048/

精神障碍社区康复中的社交技能训练有哪些要点和注意事项？

精神障碍社区康复中的社交技能训练是一种基于实践的康复训练方法，目标是提高患者主动与人交往及参加社会活动的能力。这种训练通常包括一系列的技能训练活动，如主动问候、聊天、接打电话、遵守约会时间、处理生活矛盾等日常必需的基本社交技能训练。以下是精神障碍社区康复中的社交技能训练的一些要点和注意事项。

◎ 要点

加强理论学习。社交训练课程的内容包括训练基本技能（如倾听、表达积极的感受、提要求、表达不愉快的感受），以及会谈技能（如发起并维持谈话）、有主见的技能（如拒绝要求和抱怨）、处理矛盾的技能（如妥协和协商、不同意他人的观点而不争吵）、交友约会的技能（如邀请）、职业技能（如面试）、维护健康的技能（如看诊）等常用技能。课程的具体持续时间可以根据实际情况而定。

模拟训练。可通过角色扮演等方式进行，模拟社交活动、工作面试、与邻居或同事产生矛盾等场景。工作人员介绍训练背景，可以先演示再让患者扮演，其他患者观察模拟过程中运用了哪些技能，工作人员注重引导和给予肯定的反馈。

反馈与纠正。在训练过程中，需要给予患者及时、具体的反馈，指出他们在社交技能方面的不足之处，并指导他们如何纠正。同时，鼓励患者自我反思和总结经验，以便患者更好地掌握社交技巧。

建立支持网络和激励制度。为患者提供一些可靠的社区资源和社会支持网络（如志愿者组织、互助小组等），并利用奖励制度激励在社交技能训练中取得进步的患者。通过正面强化的方式，增强患者的康复动机和提升他们的康复积极性，促进其持续改进。

组织小组训练。小组训练可以提供一个支持系统，促进患者学习团队合作技巧，让患者在同辈支持下学习和实践社交技能。

◎ 注意事项

考虑文化因素。在社交技能训练中，需要考虑不同文化背景下的社交习惯和期望。这样可以确保患者能够学习到在不同环境中的社交行为。

关注情感管理。社交技能训练不仅是学习如何与人交往，也包括如何有效地管理自己的情绪。鼓励患者认识到自己的价值，并强调他们能够建立和维护有意义的关系，增强他们的自尊心和自信心。

注意隐私保护。在社交技能训练中，会存在一些与社会资源接触的训练，在此过程中工作人员需要尊重患者的隐私权，避免泄露他们的个人信息和病情。同时，也要让患者明白隐私保护的重要性，增强他们的自我保护意识。

049

精神障碍社区康复中的同伴支持有哪些要点和注意事项？

精神障碍社区康复中的同伴支持是一种患者之间"互助自助"的康复服务方法，目标是由经过筛选、评估和培训的康复良好的严重精神障碍患者作为"同伴支持者"，通过组建由专业技术人员指导的互助自助小组，让患者进行情感交流、信息分享、支持反馈、功能锻炼等，进而增强患者的康复信心、进一步稳定病情、改善社交技能、提高服药依从性。

◎ 要点

确定同伴支持者（康复较好的精神障碍患者）。同伴支持者可以自己推荐，也可由专业人员筛选推荐，之后由精神卫生专业人员评估确定。一般情况下，同伴支持者需要有较好的表达沟通能力，对疾病有一定的认识，有责任心、同情心等，并与其他患者具有相似的生活环境、文化背景、经历和社会地位，具备共同关心的话题，他们可以通过相互尊重、情感交流、信息分享和支持反馈等方式，帮助其他患者改善社会功能。

注重前期培训。在同伴支持者提供服务前，需对其进行精神疾病知识、组织沟通能力和服务要求等方面的培训。

鼓励同伴支持者自行组织活动。同伴支持者可自行组织活动，服务时限可长可短，服务地点可在社区、医院或其他适合开展训练的场所。服务内容通常包括情感支持、疾病健康教育和自我管理、社交和生活技能交流等。在提供服务的过程中，需要有社区医生、社会工作者、心理咨询师、精神科医生和护士等专业人员进行定期督导和强化培训。

◎ 注意事项

严格筛选同伴支持者。同伴支持者需要具备一定的社会功能，对疾病有一定的认识，有责任心、同情心等，他们可以通过相互尊重、情感交流、信息分享和支持反馈等方式，帮助其他患者改善社会功能，并提供有效的支持和帮助。

明确角色和责任。明确同伴支持者的角色和责任，使其清楚自己的能力和限制，避免过度承诺或提供不合适的支持。

适度干预。同伴支持服务应该鼓励和支持患者的自我管理和自我发展。工作人员在定期评估和监督时，在确保安全性的前提下，对于出现的问题可以鼓励同伴支持者自行解决，必要时再进行及时干预。

050 /

精神障碍社区康复中的家庭支持有哪些要点和注意事项？

精神障碍社区康复家庭支持是一种针对精神障碍患者家属的康复训练方法，其目标是减轻患者家属的压力和负担，帮助家属学会照顾患者以及掌握处理困难的方法技巧。

◎ 要点

家属喘息支持。精神障碍患者的康复过程是非常艰辛且长久的，必然给患者家庭带来沉重的压力。通过定期家庭访视、电话热线、康复指导、心理咨询和团体活动等方式，对精神障碍患者家属进行舒压训练和辅导，让家属掌握情绪自我调整、自我减压的方法，有助于家属喘息和心理释压。

家属赋能支持。精神障碍患者的康复离不开家庭的支持，患者家属需要扮演好护士、医生、朋友的角色，才能通过科学精细的家庭护理推动患者康复。通过健康讲座、交流互动、联谊会等方式开展家属赋能支持团体辅导活动，组织患者家属们互相分享照顾患者的经验和技巧，提高家属对复发征兆、药物副作用、自杀伤人先兆等现象的观察能力并使其掌握处理方法，同时，鼓励患者家属参与患者的康复计划制订和实施过程，增强他们的参与感和对康复效果的信心。

◎ 注意事项

建立信任关系。精神障碍患者家属往往面临许多由疾病带给家庭的沉重压力，因此更需要工作人员的共情与耐心，工作人员应关注他们的感受。通过建立信任关系，可以更好地理解精神障碍患者家属的需求和困难，以提供更好的家庭支持服务。

关注自身心理健康。照顾精神障碍患者是一项艰巨的任务，这会给家属带来压力，引发焦虑、抑郁等情绪问题。这些情绪问题不仅会影响到家人的心理健康，还可能影响患者，形成恶性循环。因此，精神障碍患者家属更应该关注自己的心理健康，采取积极的措施来维护自己的心理健康，包括寻求专业帮助、建立支持网络、保持健康的生活方式等。精神障碍社区康复机构工作人员也应注意关心和支持患者家属的心理健康，提供心理辅导和资源，帮助他们保持良好的心理状态，使家属能够更好地理解和支持患者，促进患者的康复。

051/

精神障碍社区康复中的职业技能训练有哪些要点和注意事项？

精神障碍社区康复职业技能训练是一种重要的康复训练方法，目的是提高患者的学习和劳动能力，促使患者重返工作岗位或找到合适的职业，参加社会生产活动。以下是精神障碍社区康复职业技能训练的一些要点和注意事项。

◎ 要点

工作基本技能训练。可以由工作人员带领，以小组形式学习、训练。具体内容包括：准时上班；个人卫生及职业着装；正确利用工作休息时间；正确接受工作中的表扬与批评；听从具体的指令；完成工作的责任感；帮助同事及求助于同事的能力；遵守工作中的规则、纪律等。

就业指导。主要是帮助患者了解现阶段的就业市场和就业形势，为患者提供合适的职业规划和就业建议。

就业支持。就业支持包括就业援助和就业跟踪等内容。就业援助包括为患者提供就业信息和就业机会，协助患者找到适合自己的工作。就业跟踪则是持续关注患者的就业情况，提供必要的支持和帮助，确保患者能够稳定就业。一般就业支持有以下四个步骤：第一步是庇护性就业，在庇护工厂、工疗车间等机构中从事低压力、非竞争性的工作，或在适宜的农疗地区开展果蔬种植、园林维护、家禽养殖等活动，从而学习工作和劳动技能。第二步是过渡性就业，由精神障碍社区康复机构与企业签订协议，受训的患者可以轮流上岗，企业根据患者工作量支付报酬。第三步是辅助性就业，患者在康复机构的安排下以正常雇员的身份工作并获得相应薪水，但需要精神卫生专业或具备相应职业能力的服务人员进行评估、协调和支持。第四步是独立就业，患者同正常人一样从事竞争性的工作。

与其他康复活动结合。将职业技能训练与其他康复活动结合，如社交能力训练、智力训练等。这有助于更好地满足患者的全面康复需求，提高患者的综合素质和能力。

◎ 注意事项

遵循循序渐进原则。由于精神障碍可能导致患者长时间无法工作，所以在开始训练之前需要对患者进行全面的评估，了解其职业技能水平、兴趣爱好、学习风格和学习能力，并为其制订个性化的训练计划。根据个体的能力水平在训练过程中逐步增大训练难度，以促进职业技能的不断提升。例如，在办公软件的技能训练中，可以从简单地输入文字、调整格式开始，逐渐增大难度，如学习如何处理数据、整理数据等。

促进团队协作。鼓励患者之间通过团队协作，共同完成某些职业技能任务，这样有助于提高患者的问题解决能力、创新能力，增强其适应性和灵活性。

052 /

精神障碍社区康复中的个体心理咨询有哪些要点和注意事项？

在精神障碍社区康复服务中，个体心理咨询是至关重要的一环，旨在帮助患者探索内在心理困扰、建立应对策略，并促进患者社会功能和生活质量的改善。

◎ 要点

建立信任关系。咨询师首先需要通过倾听、尊重和接纳的态度来创造一个安全无威胁的环境，使患者能够敞开心扉分享内心世界。这包括对患者的隐私保护、信息保密以及对疾病与情绪表达的理解和共情。

个性化沟通。针对每个患者不同的心理特征、文化背景、生活经历和需求，采取适合他们的沟通方式和语言，避免使用专业术语，确保信息传递的有效性与接受度，同时要避免简单地对患者进行标签化。

目标导向。与患者共同制定切实可行的心理治疗目标，这些目标应具体、可衡量、可达到、相关性强且有时间限制，并围绕症状缓解、技能提升和社会适应能力等方面制订相应的干预措施和计划。

识别并处理阻抗。在咨询过程中，咨询师需要有效应对来自患者的有意识或无意识、自觉或不自觉的不配合态度或行为。咨询师可以采取解释、示范、反馈等技巧，通过与患者建立良好的沟通和合作关系，促进患者对咨询内容的理解和接受。

讨论与评估。在结束咨询前，咨询师需要与患者进行充分讨论和评估，确保患者已经获得足够的帮助和支持后，再逐步结束咨询。同时，也要为患者提供必要的转介信息和资源，以便患者选择更适合自身的康复服务，从而保证患者的持续康复和支持。

◎ 注意事项

知情同意。在实施任何治疗计划前，都必须获得患者的充分理解和同意，确保他们在充分知情的前提下参与心理咨询过程。

避免强加观点。在咨询过程中，咨询师要避免将自己的价值观强加给患者，而应引导他们自主发现并解决问题，培养患者独立思考和决策的能力。

持续评估。在整个康复过程中，咨询师需不断评估患者的病情进展、药物疗效及副作用，与医疗团队保持密切协作，必要时调整康复方案。

长期跟进。鉴于精神障碍的特点，心理咨询往往需要长期坚持，咨询师应制订长期随访计划，确保患者在接受短期密集咨询后还能得到长期的支持和指导。

跨学科合作。精神障碍的康复往往需要多学科团队协作，咨询师需与精神科医生、社会工作者、职业康复师等专业人士紧密配合，形成整合性的康复方案。

安全保护。面对特殊情况，如来访者为有自杀倾向、攻击性或多重障碍的患者，或涉及自杀、暴力倾向等敏感话题时，咨询师必须具备相应的危机干预技能，以及时识别并妥善处理潜在的风险事件。

053／

精神障碍社区康复中的团体心理辅导有哪些要点和注意事项？

团体心理辅导是指在团体情境中提供心理康复服务的一种形式，是精神障碍社区康复中的一种重要方法。它是以团体为单位，运用团体动力学的知识和技能，由受过专业训练的领导者，通过专业的技巧和方法协助团体成员获得有关的信息，以帮助团体成员形成正确的认知观念与健康的态度和行为。

◎ 要点

起始阶段。起始阶段是一个定向和探索的阶段。这一阶段患者们最重要的需求是获得安全感。身在团体中的患者，有些可能早已熟识，但有些则是刚刚认识。由于对团体中其他成员的陌生，以及对团体心理辅导这项活动的陌生，患者们在起始阶段的行为常常是谨慎的、试探性的，会经常出现沉默。此时，团体领导者的主要任务是协助患者增进彼此间的了解，澄清团体目标，订立团体规范，逐渐营造合作互助的气氛，建立安全和信任关系。

过渡阶段。过渡阶段是团体过程艰难的转型阶段，要使患者学会处理他们面对的焦虑、抗拒、担忧以及矛盾冲突，以便减少防御，学习如何真实地表达自己。这一阶段患者们最重要的需求是被真正接纳和有归属感。团体领导者必须冷静沉着面对，主动真诚且积极地关心每一个患者，协助他们了解自身的思维模式、自我防御的行为方式及如何处理冲突的情境，鼓励患者谈论与此时此地有关的事情，使患者能面对并且有效地缓解他们之间的冲突和消极情绪，以及因焦虑而产生的抗拒，使团体发展到关系比较成熟的阶段。

工作阶段。工作阶段是团体心理辅导的关键阶段。此时团体的凝聚力和信任感达到较高的程度。患者可以表露更多的个人信息及其生活中的问题，并愿意探索问题和解决问题。从自我的探索与他人的反馈中尝试改变自己潜意识的动机部分，在团体动力中实现人格层面的学习，并获得其他成员的支持、鼓励。

结束阶段。患者根据自己的团体经验作出总结。领导者要把握好这个机会，协助患者作出个人的评估，整理归纳在团体中学到的模型、反应、模式，将团体中所学的东西应用于日常生活中，使患者继续改变与成长。

◎ 注意事项

　　精神障碍社区康复中的团体心理辅导一般是由 1 名或 2 名领导者主持，服务对象可由 6~10 名具有相同或不同问题的患者组成。每周 1 次或 2 次，每次时间不要超过 1 个小时，总次数可根据患者的具体问题和具体情况而定。团体心理辅导具有感染力强、影响广泛、省时省力、效率高等优势，特别适合人际适应不良的患者。然而，它也有其局限性，例如在团体情境中个人深层次问题不易暴露、个体差异难以照顾等，需要得到精神障碍社区康复机构工作人员的重点关注。

054/

不同疾病期的精神障碍患者有哪些特点？

精神障碍患者的康复是一个复杂而漫长的过程，不同疾病期的患者表现出来的特点也会有所不同。

急性期。急性发作期是精神障碍各类疾病最典型的时期，患者在此期间开始出现疾病的明显症状，行为也变得异常。急性期的精神障碍患者具有以下特点：一是起病急，病程发展快。二是患者多伴有兴奋行为，严重的会有自伤甚至自杀行为，以及木僵、急性心源性反应等症状表现。三是患者在疾病发作时社会功能严重受损，生活不能自理，难以接触，或对社会造成威胁。

巩固期。精神障碍患者的巩固期是指在治疗过程中，症状得到初步控制，病情稳定后的一个时期。这一时期的特点主要包括：一是症状稳定。经过急性期的治疗，患者的精神症状得到控制，病情趋于稳定。二是认知功能改善和自知力恢复。随着病情的稳定，患者的认知功能也逐渐恢复，如记忆力、注意力、判断力等。患者开始认识到自己患有精神障碍，并开始接受治疗和护理。三是治疗依赖性。患者可能仍需继续服用抗精神病药物等维持治疗，以巩固疗效，防止复发。四是社会功能部分恢复。患者开始尝试重新融入社会，进行一些社交活动，但可能仍存在一定的社会功能障碍。五是心理支持需求增加。巩固期患者仍需面对许多心理问题，如应对疾病带来的压力、重新适应社会等，因此需要更多的心理支持和辅导。

维持期。精神障碍患者的维持期治疗通常是指患者在急性症状得到控制并度过巩固期后，进入一个相对长期且稳定的时期，为防止疾病的复发和促进患者的社会康复所进行的治疗。这个时期的特点主要包括：一是药物维持。在维持期，患者通常需要继续服用抗精神病药物，但药物剂量可能有所调整，以保持在最低有效剂量。调整药物剂量的过程需要在医生的建议和指导下进行，以避免疾病的复发。二是定期评估。在维持期，医生会定期对患者的病情进行评估，以确保患者的症状得到控制，同时监测可能出现的药物副作用。三是心理康复和社会支持。除了药物治疗，患者可能还需要接受心理康复和社会支持，以帮助他们更好地应对生活中的挑战和压力，提高生活质量。四是患者教育和自我管理。对患者进行疾病知识和自我管理的教育也非常重要，可以帮助患者更好地理解自己的病情，提高自我管理能力，从而更好地应对疾病的挑战。

总之，精神障碍患者的特点包括情绪不稳定、认知能力受限、需要长期的药物治疗和心理咨询、需要逐渐恢复社会功能等。不同病程的患者需要不同程度的康复和护理，需要医生和康复师根据具体情况制订个性化的康复计划。

055/

对不同疾病期的精神障碍患者开展服务有哪些注意事项？

　　精神障碍患者的康复过程包括急性期、巩固期和维持期，对于在社区参与康复的不同病程的精神障碍患者，需要有不同的侧重点，才能达到更好的康复效果。

　　急性期。对于急性期患者，由于病情较重，家属和工作人员要着重注意观察患者的病情变化，及时发现和处理异常情况。首先，急性期的患者需要进行住院治疗和严格的监护，还可能需要采取保护性约束的方式。同时，医生可能会根据具体情况使用一些使患者情绪稳定的药物，如阿普唑仑、氯硝西泮等，以及抗精神疾病的药物进行治疗，如氟哌利多醇、奥氮平等。其次，饮食方面，应以清淡食物为主，并注意饮食规律。患者应避免过度劳累，避免食用辛辣刺激性的食物，应多吃富含蛋白质和维生素的食物，以增强自身抵抗力。

巩固期。首先，坚持服药。巩固期的患者需要继续服用药物以维持治疗效果，防止病情恶化。患者应按照医生的指示正确服用药物，不能随意更改剂量或停药。其次，注意症状变化。患者应留意自己的症状变化，如出现异常情况应及时就医。再次，要避免诱发因素。精神障碍患者在巩固期应尽量避免诱发因素，如精神刺激、过度劳累等。这些因素可能导致病情复发或恶化。最后，适当锻炼。在医生的指导下，患者可以进行适当的锻炼，以增强体质和免疫力，但应避免超常激烈的体力和脑力劳动。

维持期。维持期对于精神障碍患者来说是非常关键的时期，该时期需注意：首先，定期复查。即使患者感觉良好，也不能擅自停药。患者还需要定期到医院复查，让医生了解病情的进展，以便及时调整治疗方案。其次，注意心理调适。患者应学会调节情绪，保持良好的心态，避免过度紧张和焦虑；饮食要均衡，多吃蔬菜水果，避免过度饮酒和吸烟；适当运动，保持健康的生活方式，保持心情舒畅。此外，应鼓励患者积极参与社会活动。在不影响他人的情况下，尽可能地参与社会活动，如团体治疗、职业康复、社交技能训练等。最后，警惕复发征兆。如果出现情绪不稳、焦虑、抑郁等征兆，应及时就医。

总之，不同病程的精神障碍患者在康复过程中需要注意的事项有所不同。因此，在康复过程中，患者和家属应结合患者的具体情况制订合适的康复计划，并在医生的指导下进行康复训练和管理。

056 /

精神障碍社区康复个案服务的主要内容和注意事项有哪些？

精神障碍社区康复个案服务是一种基于个案工作的康复服务方式，个案服务以个别患者或个别患者家庭为服务对象，提供个性化的康复服务，促进患者的社会功能恢复，提高其生活质量。

◎ 主要内容

上门随访探视，建立信任关系。通过与患者本人及其家属、社区邻里的交流走访，了解患者家庭详细情况和个人具体情况，为康复服务的开展做好前期评估准备工作。

澄清患者需求，制订个案计划。通过对患者进行社会融入能力评估、活动能力评估、职业能力评估，并结合评估结果分析患者行为和表现背后深层次的原因，确定患者的需求，制订初步的康复计划。

引导认识病情，加强自我管理。向患者介绍精神障碍产生的缘由和康复方法等，提升患者对自身病情的认知，缓解其焦虑、自卑和不安。同时，与患者探讨病情症状产生的原因，引导患者分享其感受，并介绍减缓患者病情的步骤和方法，鼓励其自我尝试。

链接多方资源，建立支持系统。邀请专业精神科医生评估患者病情，研讨康复方案，培养精神障碍患者及其家属对社会工作人员的信任感、认同感，建立专业关系；邀请社会工作者入户协调患者家庭支持系统，增强家庭监护能力，营造良好的居家康复氛围；通过组织患者参与丰富的社区活动、志愿服务活动、助人行动等实践体验法，增强其沟通交流能力，帮助其建立新的社会支持网络。

◎ 注意事项

精神障碍社区康复个案服务应用领域涵盖精神障碍患者的全生命周期，从急性期、巩固期到维持期的管理和康复。其中，巩固期和维持期的个案服务是重点。巩固期个案服务主要针对刚刚度过急性期，病情相对稳定的精神障碍患者，通过社区康复服务，帮助他们尽快恢复日常生活和工作的能力。例如，通过职业康复训练，提高患者的职业技能和就业能力；通过社交技能训练，提高患者的社交能力，改善人际关系。维持期个案服务主要针对长期患有精神障碍的人，通过提供持续的康复服务，帮助他们维持日常生活能力。例如，对于长期患有精神分裂症的患者，可以提供长期的心理康复和社会支持，帮助他们在稳定病情的同时提高生活质量。

057 /

精神障碍社区康复小组服务的主要内容和注意事项有哪些？

精神障碍社区康复小组服务是一种团体康复方式，是指两个及以上的患者在一起接受康复服务。它的主要机制在于让患者在集体环境中获得情感支持，并在与其他团体的交流和互动中获取社会经验。这样可以帮助患者重建因疾病而丧失的自我认同，并树立合理的信念。通过针对患者共同面临的问题进行康复训练，可以帮助小组成员共同恢复身体、心理和社会功能。

◎ 主要内容

设定共同目标。确保小组成员了解训练的目标，并且与他们讨论如何实现这些目标。共同的目标可以帮助团队成员保持积极性和增强动力。

创造积极的环境。在开始训练之前，创造一个互相尊重和支持的环境是至关重要的。在这个环境中，小组成员应该感到舒适和安全，愿意分享他们的经历和困难。在训练过程中，应鼓励和支持小组成员，让他们感到自己的进步被认可和赞扬。

鼓励自我表达。鼓励小组成员勇敢地自我表露，对他人保持好奇，并尽量反思自己。在小组互动中，可以澄清个人的思绪、感受和看法。

利用榜样的力量。在康复过程中，工作人员可以通过示范和宣教来引导患者之间相互分享，鼓励小组成员相互支持和鼓励，帮助他们建立自尊心和自信心。同时，利用部分康复成效较好的患者作为榜样，为其他患者提供动力，促使那些原本不愿意参与康复训练的患者积极参与康复训练，提高康复效果。形成亲近、合作、相互帮助、相互支持、相互学习的关系和氛围，从而调整和改善患者的认知、情绪、身体功能和参与能力，提高其社会功能。

利用多样性。尽量让小组成员的年龄、性别和背景多样化，利用这种多样性可以帮助小组成员从彼此不同的技能、经验和生活经历中学习，并找到新的解决方案，帮助小组成员从不同的角度理解自己的康复过程。

◎ 注意事项

制定明确的规则和程序。在小组康复训练开始之前，应该制定明确的规则和程序，包括参与者的行为规范、安全准则、训练流程等。如尽量不迟到早退，请假需提前通知，尊重其他成员的隐私。这些规则和程序应该清晰、具体，并且对所有参与者都是公平的。

明确界限，强调尊重和包容。在小组康复训练中明确界限是非常重要的，它有助于维护训练的秩序和保证安全。同时需要强调患者之间相互尊重和包容不同观点、背景和经历的重要性。这有助于营造积极、和谐、有序的训练氛围，同时也有助于提高患者的归属感和参与度。

058 /

如何将工疗融入精神障碍社区康复服务？

工疗，也被称为工作疗愈或劳动疗愈，是指为精神障碍患者提供专注"工作"的机会，通过刺激动觉、视觉、听觉等感觉器官，帮助患者提升感官灵敏度，并使其学会将注意力维持在"工作"内容和过程中，同时帮助患者觉察"工作"完成后的成就感，增强其自信心和自我效能感。以下是精神障碍社区康复可以采取的一些工疗方法。

卫生与劳动。对于老年认知障碍患者以及精神发育迟滞所致精神障碍患者来说，如打扫室内卫生、整理床铺、洗刷餐具与炊具、浇花、运送肥料等工疗方法的操作简单易行。由于认知能力和创造力较为低下，这些患者从事上述工作和劳动时，工作人员需对其进行耐心指导，不断提高患者从事生活劳动的能力，使患者克服惰性，进而延缓精神衰退。

手工工艺活动。手工工艺活动是工疗方法中最常见、效果最好的一种方法。手工工艺活动让患者参与不同的手工作业，使用简单的工具对材料进行加工与创造。在动手操作的过程中，工作人员要求患者保持注意力的稳定和集中，他们需要时刻关注自己的动作，并关注手工艺品的细节。比如，制作香熏。香熏所用的植物精油具有天然的芳香，可以刺激患者的嗅觉感官，有助于舒缓紧张情绪，减轻焦虑和抑郁症状。此外，香熏制作为多工序的流水作业，需要患者之间合作完成，可以促进患者之间的社交互动，提升社交技能和人际交往能力。

总之，将工疗融入精神障碍社区康复服务，在这个过程当中，患者明确自己的目标，将物品制作成自己想要的样子，不仅锻炼了患者的手部肌肉群，还提升了他们的精细动作技能。同时还可以重建患者从事生产和适应社会的能力，对绝大部分精神障碍患者均有益处。

059

如何将农疗融入精神障碍社区康复服务？

农疗，也被称为农作疗愈，是指为精神障碍患者提供回归田园生活、体验农业文化氛围的机会。部分患者由于精神症状和治疗药物副作用等导致社会功能受损，认知能力下降，行为退缩，脱离社会。而通过专业性服务设计，可以让患者了解甚至逐渐掌握农业生产技巧，学会种植、环境绿化、喂养家禽等技术，使患者体会收获带来的满足感，强化患者自食其力的独立意识。以下是精神障碍社区康复可以采取的一些农疗方法。

农田作业。首先，通过在农田中从事体力劳动，参与耕作、种植、浇水等农田作业，可以帮助患者锻炼身体，增强体质，提高免疫力。其次，通过亲身参与农田作业，患者可以在自然环境中放松心情，缓解焦虑和抑郁情绪。最后，通过与大自然和农作物的亲密接触，患者可以更好地了解自然规律和生命的意义，增强对生活的信心和希望。

园艺疗法。园艺疗法以植物为治疗媒介，在开放式、绿色的自然环境中进行，易使人身心放松。另外，与精细的活动相比，园艺疗法的内容相对简单，容易操作，有利于患者减轻焦虑和释放压力，缓解紧张情绪。在园艺疗法中，种植培土及浇水施肥，能唤起患者心里的满足感和愉快感，起到稳定情绪的作用；在消耗体力的同时，还可抑制冲动。此外，患者可以从体验植物成长过程中重新获得自信，唤起对生活的热爱，激发出加强自我管理的内在动力，从而有效提高社会功能和生活能力，促进康复。

动物辅助疗法。动物辅助疗法是一种利用动物与人类之间的互动来达到康复目的的方法。例如，让患者照顾一些动物，如小鸡、小鸭、乌龟、仓鼠等。动物辅助疗法为患者提供了一种非语言的沟通方式。许多患者可能面临语言和社交沟通的障碍，而与动物的互动可以绕过这些障碍，帮助他们建立更直接的情感联系。动物的存在和陪伴往往能让患者感到放松和安全，有助于缓解其焦虑、抑郁等情绪问题。同时，动物辅助疗法可以帮助患者提高社交技能。在与动物的互动中，患者需要学习如何与动物沟通、如何满足动物的日常需求。这些经验可以转移应用到人的社交互动中，提高患者的社交技能和同理心。此外，动物辅助疗法还能为其提供身体活动的机会。与动物一起活动，如散步、玩耍等，可以增加患者的身体活动量，有助于改善身体健康状况和精神状态。但需要注意的是，动物辅助疗法的效果会受到患者的疾病状况、动物种类和患者与动物的关系等多种因素的影响。在治疗过程中，应确保患者的安全，并谨慎选择合适的动物和活动。

　　总之，农业疗愈对于精神障碍患者来说是一种有益的治疗方式。采用与大自然接触、进行农业劳作、园艺治疗、动物辅助治疗等方法，可以帮助患者缓解心理压力、提高自我管理能力、增强自信心和提高生活质量。

060 /

如何将体育融入精神障碍社区康复服务？

体育运动作为一种非药物治疗方式，具有安全、有效、趣味性强等优点，容易被患者接受并参与其中。因此，将体育融入精神障碍社区康复服务是一种值得推广的训练方式，主要有以下几种形式。

日常早操。结合中国传统体育运动项目，每日安排患者做早操，如打太极拳、八段锦等。这些传统体育运动注重身心的和谐与平衡，对于缓解心理压力、改善情绪状态有很好的效果。此外，早操活动为患者提供了一个固定的日程安排，提醒他们按时进行运动，从而帮助他们养成规律的生活方式，促进身心健康。

团体运动。工作人员可以组织患者参加各种团体运动，如练瑜伽、跳舞等。这些活动可以帮助患者减轻焦虑和抑郁症状，同时也可以增强他们的身体机能和柔韧性。通过与他人的互动和合作，患者可以学习如何更好地与他人沟通和合作，改善人际关系。

户外运动。工作人员可以组织患者参加户外运动，如徒步、骑行等。这些活动可以让患者接触大自然，放松身心。此外，还可以定期组织体育游戏和趣味运动会，使康复过程变得有趣和充满活力。这些活动可以激发患者的积极性和提高参与度，培养其团队协作能力和竞争意识，增强其自信心和适应能力。

适应性体育活动。这些活动专门针对患者的特殊需求而设计，如手部康复锻炼等。通过这些适应性体育活动，患者可以锻炼自己的身体机能和协调能力，进一步提高适应能力和生活质量。

沉浸式运动。虚拟现实技术，为患者提供沉浸式的运动体验。通过穿戴虚拟现实设备，患者可以在虚拟环境中进行各种运动，如跑步、游泳、练瑜伽等，这种形式对于那些行动不便的患者来说尤为合适。

家庭体育活动。在家庭层面，可以鼓励患者与家人一起参与体育运动，如户外徒步、家庭健身等。这种形式有助于增进家庭成员之间的情感联系，提高患者的生活质量。

总之，将体育融入精神障碍社区康复服务，可以有多种活动形式，这些形式不仅有助于缓解患者的情绪问题，还可以提高他们的身体机能和社交技能，进一步促进患者全面康复。

061/

如何将心理剧融入精神障碍社区康复服务？

心理剧作为一种深度心理疗愈方法，核心是通过戏剧化的方式，帮助个体探索内心世界，解决心理问题。在精神障碍社区康复服务中，心理剧提供了一个安全、支持的环境，让患者能以非评判性的态度去观察和表达自己的情感。这种即兴、自发的表达方式有助于患者理解和处理自己的情感，增强自我认知。具体而言，心理剧包含以下几方面要素。

角色扮演。这是心理剧的核心元素之一，通过让患者扮演不同的角色，引导他们从不同角度思考问题，增强其共情能力。例如，患者可以扮演一名社会工作者或心理咨询师，站在专业角度理解自己的问题，并寻找解决方案。通过角色扮演，患者能够更好地理解他人的需求和处境，有利于改善人际关系，减少社交障碍。

情境模拟。这是心理剧中的另一种重要应用。通过模拟日常生活情境，如购物、做饭等，患者可以在安全的环境中尝试处理实际问题，这有助于提高患者的社交技能和应对能力。例如，对于社交焦虑障碍患者，情境模拟可以帮助他们学会如何在与人交流时表达自己的需求和情感，缓解紧张和焦虑。通过不断模拟和练习，患者能够逐渐适应各种社交场合，提高自信心。

即兴表演。这是一种无剧本、无预设的表演方式，强调即兴创作和集体参与。在精神障碍社区康复服务中，即兴表演可以激发患者的创造力和想象力，帮助他们表达内心的情感和需求。例如，患者可以通过即兴表演表达自己的情绪变化、内心冲突或对未来的期望。这种非言语的表达方式对那些言语表达能力有限的患者特别有帮助，让他们能够更好地表达自己、释放情感。

团体协作。心理剧中的团体协作能够培养患者的团队协作能力，帮助患者建立支持系统，增强归属感。通过共同创作剧本、布置场景、分配角色等环节，患者可以学会相互配合、协商解决问题，在合作中增进了解和友谊。通过互相支持和鼓励，患者能够更好地应对生活中的挑战和困难。

心理剧作为一种富有创造性和实效性的疗愈方法，在精神障碍社区康复服务中具有很高的应用价值。通过角色扮演、情境模拟、即兴表演、团体协作等方式，心理剧能够帮助患者深入探索自己的情感和需求，增强其社交技能，提高自信心，从而使其更好地融入社会。

062/

如何将绘画疗愈融入精神障碍社区康复服务？

绘画疗愈是一种心理健康疏导和治疗的方法。通过绘画，人们可以将潜意识里压抑的感情与冲突呈现出来，并且在绘画过程中释放负能量、解压、宣泄情绪、调整情绪和心态、修复心灵上的创伤、填补内心世界的空白，获得满足感、成就感、自信心，从而达到诊断与治疗的良好效果。将绘画疗愈融入精神障碍社区康复服务是一个富有挑战性和创新性的课题，以下是一些具体的实施建议。

绘画工作坊。定期组织绘画工作坊，邀请专业绘画疗愈师指导患者进行绘画创作。工作坊中可以教授基础的绘画技巧，如素描、色彩搭配等，并提供各种绘画材料，让患者根据自己的兴趣进行选择。通过系统的学习，患者能够掌握绘画技能，在创作过程中获得心理上的满足感。

主题绘画活动。设计各种主题的绘画活动，如"画出我的内心世界""我的成长故事"等。通过绘画创作来表达内心情感和经历，患者能够释放压抑的情感，并更好地认识自己。在活动中，可以引导患者深入思考主题，激发他们的创作灵感，并给予他们充分的自由发挥的空间。

疗愈画展。将患者的优秀作品展示出来，为他们提供一个展示平台。画展可以邀请社区居民、家属以及其他康复机构的人员参加。通过展示患者的作品，能够增强他们的自信心，促进患者之间的交流与互动，并提高社区居民对精神障碍社区康复的认知和理解。

绘画疗愈讲座和分享会。定期邀请专业人士进行绘画疗愈的讲座和分享，向患者及其家属介绍绘画疗愈的理念、方法和效果。通过讲座和分享会，可以提高患者及其家属对心理健康的认知和理解，使他们更加积极地参与绘画疗愈活动。同时，也可以邀请康复成功的患者分享他们的经验和感受，为其他患者树立榜样。

家庭绘画活动。鼓励患者与家属一起参与绘画活动，增进家庭成员之间的沟通和理解。家庭绘画活动可以为家庭成员提供一个共同参与的机会，让他们更加了解患者的内心世界和情感需求。通过家庭绘画活动，家庭成员可以更加积极地支持患者进行康复。

户外写生。组织患者到户外进行写生，感受大自然的美和宁静。户外写生可以拓宽患者的视野，让他们从繁忙的生活中暂时解脱出来，享受大自然的美景和宁静的环境。在户外写生的过程中，患者可以通过观察自然、感受自然来达到放松心情、释放情感的效果。

063 /

如何将音乐疗愈融入精神障碍社区康复服务？

音乐疗愈在精神障碍社区康复服务中扮演着重要的角色，为患者提供了多种形式的治疗方式。这些方式不仅可以缓解患者的情绪问题，提高其社交技能和生活质量，还可以促进患者的全面康复。将音乐疗愈融入精神障碍社区康复服务可以采取以下方式。

音乐欣赏。通过选择适合患者的音乐（如宁静的古典音乐、自然声音或舒缓的旋律），可以有效地缓解患者的焦虑，使其放松身心。在集体疗愈活动中，工作人员可以组织患者一起听音乐，促进彼此之间的情感共鸣和理解，进一步增强治疗效果。

音乐创作。音乐创作具有创造性和表达性。通过教授简单的乐器演奏、歌曲创作或音乐制作技巧，使患者将自己的情感和经历转化为音乐作品。这种方式有助于患者释放内心深处的情感，培养其自信心和表达能力。在工作人员的指导和支持下，患者可以勇敢地表达自己的内心世界，进一步促进情感的释放和心理的平衡。

音乐表演。音乐表演是一种社交性和成就感较强的方式。通过组织患者参与合唱、乐队演奏或音乐剧表演等活动，使患者能够在集体中展示自己的才华和技能。这种方式能够提高患者的社交能力和自信心，让他们在表演中获得成就感和自我价值感。通过与他人的合作和互动，患者可以学习如何更好地与他人沟通和合作，从而改善人际关系和提高社会适应能力。

音乐疗愈工作坊。这是一种结合音乐和心理教育的治疗方式。通过一系列与音乐相关的活动和工作坊，患者可以了解自己的情感和需求，并学习如何运用音乐来表达情感、放松身心和改善沟通技巧。这有助于提高患者的情感表达能力和社交技能，促进其心理成长和发展。

家庭音乐疗愈。家庭成员可以一起参与音乐活动，增进彼此之间的情感联系，这样也有助于患者在家中继续保持康复状态。工作人员会为家庭成员提供指导和支持，帮助他们了解如何在家中进行简单的音乐疗愈活动，如一起演奏乐器、唱歌或听音乐。这种方式有助于促进家庭成员对患者康复的支持和理解，增强家庭的凝聚力和幸福感。

综上所述，音乐疗愈在精神障碍社区康复服务中的形式多种多样，可以根据患者的需求和兴趣选择适合他们的音乐疗愈方式。通过这些方式的应用，可以有效地缓解患者的情绪问题、提高患者的社交技能和生活质量，帮助他们更好地融入社会并享受健康的生活。

064 /

如何将生命教育融入精神障碍社区康复服务？

在精神障碍社区康复服务中，生命教育是重要的组成部分。通过生命教育，患者可以更好地理解生命的价值和意义，学会珍惜和尊重生命，提高自我认知和生活质量。以下是几种常见的生命教育方式。

讲座和分享会。通过邀请专家、康复者或患者家属举办讲座和分享会，可以使患者了解更多关于生命的知识和经验。这些讲座和分享会可以涵盖生命的意义、价值观、心理健康等方面，帮助患者深入思考和理解生命。通过与专家的交流，患者可以获得更全面的生命知识和树立正确的观念，康复者的分享则能够传递积极向上的康复经验，激励患者树立信心、努力康复。

小组讨论和互动。将患者组织成小组进行讨论和互动，让他们分享自己的经历、感受和思考。这种方式可以促进患者之间的交流和理解，帮助他们互相支持和学习。在小组讨论中，还可以组织一些团队建设活动，增强他们的归属感和自信心。

艺术疗愈。通过绘画、音乐、舞蹈等艺术手段，让患者表达自己的情感和体验，从而尽快康复。例如，可以协助患者一起绘制生命树，通过该形式让患者了解到生命的可贵。艺术疗愈可以提高患者的自我认知和创造力，使其更好地理解生命。

心理咨询和心理疏导。通过心理咨询和心理疏导，患者可以获得专业的支持和指导，解决心理问题，提高心理健康水平。这种方式可以帮助患者更好地理解和处理自己的情感和经历，从而更好地面对生活的挑战。

康复者的经验分享。康复者可以分享自己的康复经历、心路历程和生活经验，为患者提供宝贵的参考和建议。这种形式可以帮助患者建立信心、增强自我认知，从而更好地面对未来的挑战。

总的来说，生命教育在精神障碍社区康复服务中扮演着至关重要的角色，工作人员应该在精神障碍社区康复服务中进一步推广和应用生命教育，为患者提供更好的支持，帮助他们更好地融入社会并享受健康的生活。

065 /

如何将社会实践融入精神障碍社区康复服务？

在精神障碍社区康复服务中，社会实践是一个至关重要的环节。它不仅能帮助患者恢复社会功能，还能提升患者的生活质量。以下是一些可以采用的社会实践形式。

参观博物馆。博物馆是知识的宝库和历史的见证，对于精神障碍患者来说，参观博物馆不仅可以拓宽视野，还可以更好地理解人类文明和历史文化。在参观过程中，患者可以观察展品、听取讲解，或者参与一些互动活动，例如讨论展品背后的故事、开展创意艺术活动等，从而提升沟通技巧和社会适应性。此外，博物馆的宁静氛围也有助于缓解患者的焦虑情绪。

体验乡村风情。乡村风情体验可以让精神障碍患者接触大自然，感受宁静、和谐的氛围。在乡村中，患者可以参与一些农活，如种植、采摘等，这不仅是一种全新的体验，还能让他们感受到劳动的乐趣和成就感。同时，在田园风光中举办户外写生、摄影等活动，不仅可以让患者在大自然的环境中释放情绪，还可以帮助他们发掘潜在的兴趣爱好，培养生活情趣，同时加深其对生态环境的认知。此外，乡村的传统文化和风俗习惯也可以让患者更好地了解和融入当地生活。

探访红色古迹。红色古迹是中国革命历史的见证，探访这些地方可以帮助精神障碍患者更好地了解国家历史和民族精神。在探访过程中，患者可以通过参观革命遗址、纪念馆等，了解革命先烈的英勇事迹和崇高精神。在参观过程中，可设计角色扮演、故事讲述等环节，让患者参与生动历史的再现，这不仅可以锻炼患者的语言表达能力，还可以增强其民族自豪感和社会责任感。

参与志愿服务。志愿服务是精神障碍患者融入社会的一种有效方式。通过参与志愿服务，患者可以结交新朋友，拓展社交圈子，同时也能提升自我价值感和自信心。例如，患者可以在社区中担任环保志愿者，参与环保活动；或者成为文化活动的志愿者，协助组织文艺演出等。这些志愿服务还能促使患者逐步克服社交恐惧、增加人际交往经验，通过团队合作，提高其问题解决和决策的能力，从而有效推动其社会功能的恢复。

066 /

如何将中医理念和方法融入精神障碍社区康复服务？

在中国的传统医学中，人的身体与精神是高度统一的。中医认为人的心理健康与生理健康相互关联、密不可分，且精神障碍往往与身心的不平衡有关。中医理念和方法为精神障碍社区康复服务提供了全新的视角和途径。

"治未病"。中医强调"治未病"，即预防疾病的发生。对于精神障碍社区康复，这意味着不仅要重视患者患病后的康复措施，更重要的是要通过各种方式预防精神障碍的发生。例如，通过推广中医的养生理念，如"起居有常，饮食有节"，鼓励社区居民养成健康的生活方式，从而降低精神障碍的发生率。

"祛邪扶正"。中医认为，精神障碍的发生与发展是正气与邪气斗争的过程，精神障碍康复的关键就是要改变正邪双方力量的对比。"祛邪扶正"指，不仅要消除症状，还要增强身体的正气，提高抵抗力。"祛邪"是祛除病邪，使邪至正安，即消除致病因素；"扶正"是扶助正气，即增强患者的抵抗力。"扶正"与"祛邪"相辅相成，都是为了达到除病固本的目的。在药物治疗中，除了使用抗精神病药物等西医治疗手段，还可以结合中医治疗理念，使用中药调理身体。例如，针对抑郁症患者，可以使用疏肝解郁的中药，调节患者的情绪状态，同时增强其身体的抵抗力。在康复训练中，可以结合太极拳、八段锦等传统健身方法，调节身体机能，缓解精神压力。

"天人合一"。中医强调个体与自然的和谐统一，因此，在精神障碍社区康复中，目标不仅是帮助患者恢复身体健康，更重要的是促进患者与社会、自然环境的融合。精神障碍社区康复机构应该充分利用自然环境资源，如阳光、绿色植物等，运用"园艺疗法"，让患者通过种植花卉、蔬菜等活动接触自然环境，达到舒缓身心、陶冶情操的效果。

目前，中医在精神障碍社区康复服务中的应用技术已经较为成熟。针灸、推拿、气功等中医方法已经在临床实践中得到了广泛应用。同时，一些新的技术手段也在不断涌现，如电针、穴位注射等。这些技术的应用，不仅可以改善患者的症状，提高其生活质量，还可以缩短其康复周期，降低医疗成本。在具体实践中，可以根据患者的具体情况，综合运用中医的技术手段和现代医学的方法，更好地为精神障碍患者提供优质的康复服务。

067 /

精神障碍社区康复有哪些跨学科的视角？

精神障碍社区康复涉及多个跨学科的视角，包括生物医学、心理学、社会学、护理学、康复治疗等。这些学科视角交叉融合，共同促进精神障碍患者全面康复。

生物医学视角。关注精神障碍的病理生理机制和药物治疗，注重药物的研发和使用，以及精神障碍的预防和早期发现。

心理学视角。关注精神障碍的心理成因、心理过程以及心理特征。通过心理咨询、心理治疗等心理干预方法，帮助患者深入了解自己的思维模式和行为习惯，发现并改变非适应性的思维模式和行为习惯，从而缓解患者的焦虑、抑郁等症状，提高其应对压力和困难的能力，帮助其改善心理健康状况。

社会学视角。关注社会环境对精神障碍患者的影响，包括家庭、社区和工作环境的支持与整合。社会学视角研究社会对精神障碍的认知和态度、社会融入和就业支持等，有助于针对患者的社会需求提供相应的支持和资源。与此同时，社会工作视角在精神障碍社区康复中起着补充和支持的作用。它关注的是精神障碍患者在社会中的功能和能力，着重关注患者的社会融入，通过个案管理、社交技能训练等方式为患者提供一系列的指导和支持。例如，社会工作者会为患者提供就业指导，协助他们寻找合适的工作；会协助患者协调家庭关系，为患者与家人搭建沟通的桥梁；会帮助患者了解并融入社区，参加各类活动等。总之，社会工作的目标在于帮助患者更好地融入社会，实现自我价值。

护理学视角。关注患者的护理需求和生活质量，包括饮食、睡眠、卫生等方面，提供个性化的护理计划和康复指导，帮助患者掌握日常生活技能和应对策略。

康复治疗视角。关注患者的功能恢复和适应能力提升，通过物理康复、职业康复、言语康复等多种手段，帮助患者改善认知功能和提高社交能力。

综上所述，跨学科的视角有助于全面理解精神障碍社区康复的需求和挑战，并提供综合性的解决方案。例如，生物医学视角的药物治疗需要结合心理学视角的心理咨询和心理治疗，而社会学视角的就业支持需要结合护理学视角的功能训练和康复指导。通过多学科的相互协作，可以提高精神障碍社区康复的效果和质量，促进患者的全面康复，提升其融入社会的能力。

068 /

精神障碍社区康复接案评估应重点关注哪些方面？

对于精神障碍患者，接案评估需要更加细致和全面，重点关注以下几个方面。

精神状况评估。做接案评估时，首先需要对患者的精神状况进行全面评估，包括了解患者临床诊断及治疗情况、症状表现、病情严重程度、认知能力、情绪状态等暴力风险及进行自杀风险评估。可以通过与患者及其家属的交流，以及使用一些专业的评估工具进行评估。

康复需求评估。了解患者的康复需求是接案评估的重要内容。需要了解患者希望解决什么问题、期望达到什么目标，以及患者对康复的期望和意愿。这有助于制订个性化的康复计划，提高患者的康复效果。

社会功能评估。即评估患者的社会功能状况，包括患者的生活自理能力、人际交往能力、工作能力等。了解患者的社会功能状况有助于制订相应的康复计划，帮助患者更好地融入社会。

家庭状况评估。即了解患者的家庭状况，包括家庭成员关系、家庭环境等。家庭是患者康复的重要支持系统，了解患者的家庭状况有助于制订适合患者的家庭干预计划。

药物管理状况评估。即评估患者对精神药物的服用情况和管理状况。了解患者是否按时服药、是否出现药物副作用等，有助于制订合适的药物管理计划，提高患者的康复效果。

心理状况评估。即评估患者的心理状态，包括是否有焦虑、抑郁等情况。了解患者的心理状况有助于制订适合患者的心理干预计划，提高患者的心理健康水平。

健康状况评估。除了精神状况，接案评估时还需要了解患者的身体健康状况，包括是否有慢性疾病、传染病等。了解患者的身体健康状况有助于制订综合性的康复计划，提高患者的整体健康水平。

法律和司法问题评估。即评估患者是否有法律和司法问题，如是否有犯罪记录、是否涉及民事纠纷等。了解这些信息有助于为患者提供相应的法律援助和司法支持，保障患者的合法权益。

在接案评估过程中，还需要注意以下几点：第一，需要与服务对象建立信任关系，确保评估结果的准确性和可靠性。第二，评估需要全面细致，尽可能收集各方面的信息，以便为后续的康复计划提供全面准确的依据。第三，对于一些特殊情况，如患者存在沟通障碍、意识障碍等，需要采用一些特殊的评估方法和技术。第四，评估结果需要与服务对象及其家属进行充分沟通和解释，确保他们了解评估结果和康复计划。第五，评估结果需要保密，保护患者的隐私安全。

069 /

精神障碍社区康复过程评估应重点关注哪些方面？

在精神障碍社区康复过程中，评估是一个关键环节，它有助于了解患者的康复进度、发现存在的问题，以及调整康复计划。以下是过程评估需要重点关注的内容。

症状改善情况。评估患者精神症状的改善情况是康复过程评估的核心，包括评估患者的认知功能、情绪状态、行为表现等。通过比较患者康复前后的表现，可以了解康复计划的实施效果。

社会功能进步情况。评估患者的社会功能进步情况包括评估患者的生活自理能力、人际交往能力、工作能力等。通过了解患者的社会功能进步情况，可以判断患者是否能够更好地融入社会。

生活质量提升情况。评估患者的生活质量提升情况包括评估患者的生活满意度、健康状况、休闲娱乐活动等。通过了解患者的生活质量提升情况，可以判断康复计划对患者生活质量的影响。

药物管理状况。评估患者的药物管理状况包括评估患者是否按时服药、是否出现药物副作用等。通过了解患者的药物管理状况，可以判断患者对药物管理的依从性和自我管理能力。

心理状态变化情况。评估患者的心理状态变化情况包括评估患者的焦虑、抑郁、自卑等方面的情况。通过了解患者的心理状态变化情况，可以判断患者是否能够更好地应对心理压力和困难。

康复计划实施情况。评估康复计划的实施情况包括评估康复计划的进展情况、实施过程中存在的问题和困难等。通过了解康复计划的实施情况，可以及时调整康复计划，提高康复效果。

家庭支持状况。家庭是患者康复的重要支持系统，了解家庭的支持状况有助于判断家庭对康复计划的实施效果的影响。

社区资源利用情况。社区资源可以为患者的康复提供重要的支持和帮助，了解患者对社区资源的利用情况有助于判断康复计划的综合效果。

在过程评估中，还需要注意以下几点：第一，需要定期进行评估，以便及时了解患者的康复进展情况，调整康复计划。第二，评估需要全面细致，尽可能收集各方面的信息，以便综合判断患者的康复状况。第三，评估结果需要与患者及其家属进行充分沟通和解释，确保他们了解评估结果和下一步的康复计划。第四，评估结果需要保密，只将必要的信息用于康复计划的制订和服务提供，保护患者的隐私安全。

070 /

精神障碍社区康复结案评估应重点关注哪些方面？

在精神障碍社区康复过程中，通过结案评估可以全面了解患者的康复状况，判断康复计划的效果，并为患者后续的康复提供指导和建议。以下是结案评估需要重点关注的内容。

康复目标的实现情况。评估患者康复目标的实现情况是结案评估的首要任务，需要了解患者康复期间的目标是否达到，包括症状缓解、社会功能提升、生活质量改善等方面。通过比较康复前后的变化，判断康复计划的实施效果。

长期稳定状况。评估患者的长期稳定状况需要了解患者康复后能否保持稳定的状态，包括症状控制、生活自理能力、工作能力等方面。通过了解患者的长期稳定状况，可以判断康复计划的可持续性和长期效果。

自我管理能力。康复不仅需要依靠外界的支持和帮助，患者的自我管理也是非常重要的。在评估患者的自我管理能力时需要了解患者是否具备自我管理的能力和意识，能否独立应对日常生活中的问题和挑战。

心理状态变化情况。康复不仅是身体上的恢复，心理上的恢复同样重要。评估患者的心理状态变化情况需要了解患者能否应对心理压力和困难，是否有足够的心理支持和资源。

家庭和社会支持状况。家庭和社会是患者康复的重要支持系统，评估患者的家庭和社会支持状况需要了解家庭和社会能否为患者提供足够的支持，以及患者与家庭和社会的互动关系是否良好。

后续康复计划和建议。在结案评估过程中，需要根据患者的康复状况和需求制订后续的康复计划并提出建议，包括继续药物治疗、心理治疗、生活技能训练等方面的建议，以及提供必要的支持和资源。

在结案评估中，还需要注意以下几点：第一，需要与患者及其家属进行充分沟通和解释，确保他们了解评估结果和后续的康复计划和建议。第二，评估结果需要保密，保护患者的隐私和安全。第三，需要与患者建立信任关系，确保评估结果的准确性和可靠性。第四，需要根据患者的实际情况和需求进行个性化的评估，制订符合患者需要的康复计划。

071

精神障碍社区康复跟踪回访应重点关注哪些方面？

在精神障碍社区康复服务中，对患者进行跟踪回访是重要的环节。通过跟踪回访，可以了解患者的康复状况，评估康复效果，同时也能发现潜在的问题和挑战，并及时调整康复计划。以下是跟踪回访时应重点关注的一些情况。

精神状况。回访人员需密切关注患者的精神状态变化，包括是否存在复发或加重的迹象，询问患者是否按时服药，近期是否出现情绪波动、焦虑、抑郁等情况，以及这些情况对日常生活和工作的影响。通过定期询问患者自我感受、观察患者的行为举止，可以及时发现并处理潜在的病情波动，指导患者及其家属合理使用药物，以维持病情稳定。同时，要注意观察患者的语言表达和逻辑思维能力，以评估其认知状况。

社会功能恢复情况。跟踪回访应当关注患者在日常生活中的独立能力提升情况，如个人卫生自理能力、家务活动参与度等。同时，了解患者在人际交往方面的改善程度，如能否建立和维护良好的人际关系，是否有意愿和能力参加社区活动等。此外，还需关注患者的心理适应状况，如情绪稳定性、自尊自信水平以及面对压力时的应对策略。对于患者遇到的困难和挑战，要给予指导和帮助，同时也要鼓励他们积极参与社会活动，提高其自信心和生活质量。

家庭状况和生活环境。回访过程中需要深入了解患者的家庭关系是否和谐，家属对患者的支持力度如何，是否存在因照顾压力过大导致的家庭矛盾等。家庭的支持对于精神障碍患者的康复至关重要，因此要鼓励家属给予患者更多的关心和支持，推动家属共同参与康复过程，提高家庭支持系统的效能，从而为患者营造一种有利于康复的家庭氛围。同时，也要关注患者的生活环境，确保他们生活在安全、健康的环境中。

职业与教育状况。对于有工作能力和学习需求的患者，要跟进他们重新就业或者继续接受教育的情况，提供必要的职业技能培训或教育资源链接，帮助他们逐步恢复社会角色，实现经济独立和社会价值认同。同时，关注患者在医疗保障、社会保障、劳动权益等方面的权益维护情况，协助其解决可能遇到的法律问题，确保其在康复的同时享有平等的社会权益。

072 /

精神障碍社区康复涉及哪些常用的评估工具？

精神障碍社区康复涉及的评估工具有很多，这些工具主要用于评估康复效果、患者状况和制订康复计划。以下是常用的评估工具。

简明精神病评定量表（BPRS）。这是一种广泛使用的精神病评估工具，包含与精神障碍相关的多个方面，如妄想、幻觉、情感平淡等。它包含 18 个项目，每个项目都有具体的评分标准，根据患者的表现进行评分，可以全面了解患者的精神状况。

症状自评量表（SCL-90）。这是一种自我报告的评估工具，用于检测各种心理症状和问题，包括思维、情感、行为和人际关系等方面。它包含 90 个项目，每个项目都有 5 个评分等级，可以帮助患者和医生了解康复过程中的症状变化。

生活质量量表（QOL）。这个量表用于评估患者的生活质量，包括身体状况、心理状态和社会功能等方面。它可以帮助医生了解患者在康复过程中的生活质量状况，从而制订更有效的康复计划。

自理能力量表（ADL）。这个量表用于评估患者的日常生活能力，包括吃饭、穿衣、洗漱、上厕所等方面。通过评估患者的自理能力，医生可以了解患者的康复状况，并制订相应的康复计划。

社会功能缺陷筛选表（SDSS）。这个量表用于评估患者社会功能缺陷的程度，包括职业功能、家庭功能、人际交往等方面。它可以帮助医生了解患者在康复过程中的社会功能状况，从而制订更全面的康复计划。

心理社会应激评定量表（PSAS）。这个量表用于评估患者面临的心理社会应激状况，包括生活事件、应对方式和应对能力等方面。它可以帮助医生了解患者的应激状况，从而采取相应的心理社会干预措施。

危险行为评估量表（RBAS）。这个量表用于评估患者发生危险行为的风险程度，包括自杀、自伤、攻击他人等方面。它可以帮助医生了解患者的风险状况，从而采取相应的预防措施。

简易智力状态检查量表（MMSE）。这个量表是一种简短而结构化的认知状态评估工具，耗时大约10分钟完成。它有两个主要用途：一是作为广泛使用、经过验证的阿尔茨海默病筛查工具，但只用于筛查测试，不能替代全面的诊断评估；二是可以用于随时间评估个体的认知变化，监测治疗效果和指导未来治疗策略。

请注意，这些评估工具并不适用于所有情况，具体选择应基于患者的具体状况和需要。此外，使用这些工具时应考虑到文化背景和个体差异可能带来的影响。在某些情况下，可能需要结合其他工具或方法进行更全面的评估。

073/

如何评估精神障碍患者的康复进展和预后情况？

　　评估精神障碍患者的康复进展和预后情况需要综合考虑多个因素，包括症状的改善、功能的恢复、生活质量和社会适应能力的提高等。通过对比患者治疗前后的表现，对精神障碍患者的病情现状、康复表现进行判断和预测，从而为评估治疗效果和制订患者后续的治疗方案提供依据。评估过程通常通过生理指标评估、临床评估、心理评估和社会功能评估等手段来进行。

　　生理指标评估。生理指标评估是评估精神障碍患者康复进展和预后情况的一个重要手段。通过心电图、脑电图等技术对患者的生理指标进行监测，如血压、心率、呼吸等，可以了解患者的身体状况。例如，睡眠障碍患者经过治疗后，睡眠质量得到改善，睡眠时间延长，生理指标恢复正常，这说明患者的康复进展良好，预后情况较好。

临床评估。症状的改善是康复效果最直观的表现。因此需要通过临床评估对患者的症状表现、病情严重程度等康复效果作出初步判断。对于不同类型的精神障碍，对症状的关注点也有所不同。例如，对于抑郁症患者，关注点可能在于情绪的稳定性、兴趣的恢复；而对于精神分裂症患者，是否出现幻觉、妄想以及这些症状的严重程度是需要密切观察的。

心理评估。康复不仅是症状的消失，更是心理状态的平衡与稳定。患者的自我认知、心理韧性、应对压力的能力等，都是反映其心理状态的重要指标。良好的心理状态有助于患者更好地应对生活中的挑战和压力，提高康复的持久性和稳定性。通过心理评估，可以了解患者的认知能力、情感状态、行为模式、人格特点等，从而对患者的康复进展和预后情况作出更全面的判断。

社会功能评估。社会功能的恢复也是评估精神障碍患者康复进展的重要维度。社会功能涉及患者在家庭、工作、学习等方面的表现。患者是否能独立生活、是否能维持正常的学习或工作、是否能适应社会角色、是否能承担相应的社会责任，以及是否能建立并保持良好的人际关系，都是判断社会功能恢复情况的关键因素。

日常生活能力评估。是否具有日常生活能力也是对患者康复进展进行评估的重要方面。日常生活能力是指一个人为了满足日常生活的需要每天进行的必要活动。通过日常生活能力评估，可以确定患者日常生活能力缺失的程度，并查明原因所在，进而评估康复方案效果，制订更具有针对性的康复方案。

综上所述，评估精神障碍患者的康复进展和预后情况是一项复杂且需要多维度考察的工作。精神障碍患者的康复过程不仅涉及症状的改善，还关乎生活质量的提高、心理状态的改善以及社会功能的恢复。采用适当的评估工具和方法，能够更全面地了解患者的康复进展。而预后情况的评估更加关注长远的影响因素。患者的年龄、病程、治疗依从性、家庭支持等都是影响预后的重要因素，发病年龄较晚、病程较短、治疗依从性好以及家庭支持强的患者通常预后情况较好。

074/

精神障碍患者危险性评估有几个等级？

精神障碍患者的危险性评估，是指精神卫生专业人员综合考虑多种因素，预测精神障碍患者对自己或他人的潜在危险性。该项评估实施的目的在于帮助专业人员判断患者是否需要强制入院接受治疗或强制留院继续治疗，以及对他的限制程度和看护等级，或者决定是否需要联络相关部门做好预防工作，以便最大限度地减少或预防危害的发生。

根据患者的行为表现，精神障碍患者危险性评估等级从低到高可分为 6 级。0 级通常指患者没有危险性，处于相对安全的状态。然而，当病情恶化时，患者可能逐渐升级到更高级别的危险性等级。1 级指患者存在精神紊乱的情况，如出现关系妄想、被害妄想或幻听幻视，以及乱喊、乱叫、乱跑等行为，可能会给他人的人身安全造成危害或风险，但此时患者只是口头上的威胁，并没有真正地实行。2 级指患者不仅有精神和行为紊乱，而且出现行为方面的问题，如打烂物品、撕破衣服、扔掉食物等，但是这些行为只在家里发生，不会在公共场合进行，经过他人的劝说或警告可以停止。3级指患者不仅在家里出现打人、毁物的行为，在公共场合也有打人、毁物的行为，这些行为无论他人怎么劝说、警告或制止都无法停止。4级指患者会出现持续的打人、伤人、毁物、冲动等行为表现，而且危害他人人身安全、公共安全的行为持续出现并且在劝说下也无法停止。5级指患者出现手持刀枪等管制物品进行打人、毁物，或出现纵火、爆炸等严重危害公共安全的行为。如果患者经过评估后分级在3级以上，则必须上报至公安机关，及时对其进行管控或强制送往医院进行治疗。

影响专业人员对精神障碍患者进行危险性评估的因素很多，包括个体的性别、年龄、种族、个性特征、婚姻状况、工作经历，以及青少年时期的拒捕记录，过去暴力行为的历史，精神病院住院史，酒精或药物滥用情况，等等。这些资料可以通过临床访谈或心理测验等方式来收集。在评估过程中，有很多原因可能导致工作人员无法准确评估个体的危险性，其中最主要的因素是对危险性的法律界定问题。判断个体是否具有危险性，首先，要明确什么行为属于暴力或危险行为。谋杀、强奸或以致命武器攻击是暴力行为，但对于是否应该将鲁莽驾驶、毁坏资产、偷盗汽车等归为暴力行为，即使是专家也缺乏一致性意见。其次，基于过去的资料，在个体水平上对未来发生暴力行为的可能性进行预测本身就是极其困难的，更何况所收集到的信息常常是模糊的，因为在康复过程中患者一般不会直接表露出威胁，工作人员通常只能从其敌对的态度和掩饰的信息中进行推测。此外，暴力行为的发生常与行为发生时患者所处的情境有关，这一情境因素在对住院患者进行危险性评估时显得尤为突出。因为适应精神病院环境的患者并不一定能够独立应对社区生活，此时若单纯依据个体住院期间的行为，往往很难准确推测其进入社区后的潜在危险性。

对于精神障碍患者危险性等级标准的理解与应用至关重要。通过准确评估患者的危险性等级，可以采取相应的措施来确保患者及他人的安全。

075

针对不同危险性等级的精神障碍患者的社区康复有哪些注意事项？

危险性等级为 0 级的精神障碍患者。该等级的患者通常没有明显的行为紊乱或对他人或自己没有明显伤害风险。即使针对这类患者，仍然有一些事项需要注意。首先，药物维持。即使在维持期，精神障碍患者仍须遵医嘱，按时服药，不得自行停药或更改药物。这样不仅可以预防疾病的复发，还可以维持病情的稳定。其次，时刻注意心理状态。危险性等级为 0 级的精神障碍患者虽然没有明显的行为紊乱，但仍需时刻关注自己的心理状态，如出现情绪波动、焦虑、抑郁等症状，应及时寻求家人、医生的帮助。最后，避免诱发因素。精神障碍的复发往往与一些诱发因素有关，如情感压力、环境变化等，危险性等级为 0 级的患者应尽量避免这些诱发因素，保持生活稳定，心态平和。

危险性等级为 1 级和 2 级的精神障碍患者。这两个等级的患者可能会给他人的人身安全造成危害或风险，因此需要确保他们获得专业的治疗和管理，以下是一些注意事项：第一，控制日常行为。在严格遵循医疗专业人员的指导、确保按时服药的同时，除了精神障碍社区康复机构的工作人员，患者家属及患者本人都需要对患者的行为、情感、工作和学业进行严格的管控。不建议患者从事重体力劳动，避免过度兴奋或过度疲劳，尽可能使患者保持健康的生活方式，合理饮食，适当运动，如有任何疑问或不适，务必及时向医生报告。第二，避免患者接触刺激性物质。患者应避免接触烟草、酒精和咖啡因等刺激性物质，以免病情复发或引发其他不良反应。第三，限制危险品。在日常生活中，应避免患者独自外出或在无人陪伴的情况下接触危险物品，如刀具、药物等。如有任何安全问题或疑虑，应及时向家属或医生寻求帮助，确保患者和周围人的安全。第四，制订应急计划。为应对随时可能发生的紧急情况，如患者病情恶化、自杀或伤人倾向等，提前制订行动计划，专业人员需要与患者家属建立密切联系，以便随时沟通。

危险性等级为 3 级及以上的精神障碍患者。此类患者存在危害人身安全及公共安全的可能性，因此有以下几点注意事项：首先，立即采取安全措施，必要时报告当地公安部门，确保患者不会对自己或他人造成伤害。必要时可使用约束手段限制患者的行动。其次，联系专业的医疗人员或医疗机构，尽快将患者送到医疗机构进行治疗和评估。最后，患者接受治疗期间，密切关注患者的病情变化和精神状态以及不良反应，及时调整治疗方案。

076 /

精神障碍患者可能的物质滥用有哪些？

物质滥用全称为精神活性物质滥用。精神活性物质又被称为成瘾物质，指能够影响人的心境、情绪、行为，改变意识状态，并可导致依赖作用的一类化学物质。人们使用这些物质的目的在于取得或保持某些特殊的心理、生理状态。偶尔使用精神活性物质，如果没有对个人身心健康和社会功能产生不良影响，可被称为物质使用。当个体反复使用精神活性物质，导致了明显的不良后果，就被称为"滥用"。精神障碍患者可能的物质滥用包括但不限于烟草、酒精、药物、咖啡因等，这些物质可能影响患者的情绪、思维和行为，加重精神症状，甚至导致疾病复发。此外，这些物质还可能引起其他健康问题，如肝脏疾病、心血管疾病等。

烟草相关滥用。在众多的物质滥用中，吸烟问题涉及的人数最多。烟草中的尼古丁是一种无色的油状物，是精神活性物质中兴奋剂的一种。少量使用尼古丁会刺激中枢神经，减轻压力，调整情绪，但是会导致高血压，增大患心脏病和癌症的风险。一旦吸烟者依赖尼古丁，停止吸烟就会导致一些戒断症状，包括抑郁情绪、失眠、易怒、焦虑、注意力不集中、食欲和体重上升。有研究表明，2/3 以上的吸烟者会对尼古丁产生依赖，这比其他类精神活性物质的依赖率高得多。对于精神障碍患者来说，当他们感到焦虑、沮丧或无聊时，吸烟可能成为他们缓解这些负面情绪的一种方式。当产生尼古丁依赖时，会进一步影响精神障碍患者的情绪和行为控制能力。因此，戒烟对于精神障碍患者来说是至关重要的。

酒精滥用。酒精是精神活性物质中镇静剂的一种，被滥用时具有与其他物质相似的特性，它会对精神和行为产生影响，一旦成瘾将带来非常严重的潜在不良后果。基于 DSM-5 诊断标准，酒精滥用或依赖的年患病率为 9.7%。酒精滥用表现为一组躯体、行为和心理症候群，包括渴求、戒断和耐受。对酒精的渴求表现为对饮酒的强烈欲望，忽视饮酒带来的一系列躯体、心理以及社会功能问题而持续、反复、过量地饮酒。精神障碍患者的酒精滥用情况通常与其精神问题相关，如缓解药物的不良反应，缓解焦虑、抑郁、失眠问题等。其中，反社会型人格障碍的患者更容易形成酒精滥用。

药物滥用。对于精神障碍患者来说，镇静剂、催眠药或抗焦虑药等是他们经常使用的药物。但当他们以不恰当的形式使用镇静剂、催眠药或抗焦虑药时，便会导致临床意义上的损害和痛苦，形成药物滥用。小剂量使用这些药物能够放松肌肉并产生舒适感，大剂量使用则可能导致与醉酒类似的结果（言语含混，行走不稳，精力不集中），使用剂量极大会使膈肌过度松弛并因窒息导致死亡，超剂量服用则是一种自杀方式。试图停止使用这些药物时，患者会产生和酒精戒断相似的症状，如焦虑、失眠、震颤等。

077 /

如何干预精神障碍患者可能的物质滥用？

物质滥用是指一种对物质使用的不良适应方式，它会导致临床明显的损害或痛苦，并会在长时间内持续或间断复发。对于精神障碍患者可能的物质滥用，社区康复过程中可以采取一些干预策略。

药物治疗。干预精神障碍患者物质滥用的首要选择是服用药物。服用药物的潜在理论基础是，服用特定的药物后再摄入精神活性物质并不能带来预期的愉快反应，或减轻戒断症状，精神活性物质的强化机制随之消失，从而使患者使用精神活性物质的动机减弱。一些用于治疗情绪障碍的药物也曾被用于协助干预精神障碍患者的物质滥用，以达到更好的戒断效果。

认知行为干预。有追踪研究发现，接受心理社会干预的人群预后疗效更易维持。从复发的角度看，单一使用药物戒断的成瘾者很容易复发，同时采取心理干预则可以延缓复发。其中最常用的是认知行为康复模式，这一模式重视两个重要的策略，即技能训练和认知重建。技能训练包括教会患者识别和有效地处理高危险性情境，以防失控或减小复发的可能性。工作人员的目标之一是逐渐让患者在这些情境中熟练控制自我意识，运用"我知道我能应付它"这类感觉来增强自我效能。认知重建包括改变患者对物质戒断损害的认识。如果复发真的发生了，患者不应通过产生负罪感和内部归因而将其视为个人的失败，他应该被教会"将这段插曲作为一次个别的独立的事件，并视之为一个错误而不是一个永远无法解决的困难"。

生活方式干预。这种干预的原则性目标是增加患者能抵抗日常生活中负性情绪的行为，以积极的癖好取代消极的嗜好，防止复发。导致复发的原因有很多，包括：负性情感体验，如愤怒、挫折感、压力感；不适宜的兴奋或愉快体验；接触到精神活性物质的环境，如看到其他人吸烟；等等。因此，戒断者首先应充分了解复发的可能性和导致复发的常见原因，并对此采取预防性措施：尽一切可能避免接触或使用精神活性物质；充分估计导致复发的危险因素和各种诱惑；寻找可以替代物质滥用的多种物质；纠正与物质滥用有关的社交和处事方式；应用在戒断过程中学到的方法，比如锻炼、放松或冥想，以应对焦虑、抑郁、压力感等不良情绪。

078/

哪些时间段需要格外关注精神障碍患者的状态？

在一年中，有几个关键的时间段需要格外关注精神障碍患者的精神状态。

季节交替时期。春季和秋季是精神障碍患者情绪波动较大的季节。随着气温和光照的变化，患者可能会出现情绪不稳、易怒、焦虑、抑郁等情况。因此，在这些季节交替时期应增加对患者的随访和关注，确保他们得到适当的支持和照顾。提醒患者注意气候变化，适时增减衣物，保持室内空气流通。建议患者在情绪稳定的状态下进行适量的户外活动，增强身体免疫力。

重大节假日前后。春节、中秋节等传统节日前后是患者情绪问题高发的时期。这些节日带来的家庭团聚、社会交往等压力可能对患者的情感造成冲击。因此，在这些节假日前后应加强对患者的心理疏导和支持，帮助他们应对节日带来的压力和情绪波动。提醒患者在节假日期间保持规律作息，避免过度疲劳和大量社交活动。建议他们与亲友共度节日，分享快乐时光，减轻心理压力。

生日和亲人忌日前后。患者的生日和重要亲人的忌日等特殊日子可能引发他们的情感波动。这些日子可能会触动患者内心的悲伤、恐惧等情感，导致其情绪不稳定。因此，在这些日子前后应加强对患者的心理关注和疏导，确保他们得到及时的情感支持。

气温骤变时期。夏季的高温或冬季的严寒等气温骤变的情况可能对患者的精神状态造成影响。高温可能导致患者感到烦躁、焦虑等，而严寒则可能加重患者的情感障碍症状。因此，在这些气温骤变的时期应关注患者的身体状况和情绪变化，提醒患者在气温骤变时保持室内空气湿度适宜，多饮水，避免过度使用空调和风扇。建议他们保持规律作息，合理饮食，增强身体免疫力。

女性生理期、孕产期及哺乳期前后。女性在生理期、孕产期及哺乳期前后容易出现情绪波动、易怒、焦虑、抑郁等情况，这些情况可能加重精神障碍的症状。因此，在这段时间里，可以着重帮助女性患者学会调节情绪，保持心情平静和愉悦，通过放松训练、冥想、深呼吸等方式来缓解紧张和焦虑，同时鼓励她们参加一些轻松愉快的活动，如听音乐、阅读等。

社会事件或突发事件发生后。社会事件或突发事件（如疫情、自然灾害等）可能对患者的精神状态造成影响，可能导致患者产生恐慌、不安、焦虑等负面情绪，影响他们的康复进程。当这些事件发生后，应保持与患者的交流，了解事件对他们的影响，及时帮助他们应对事件带来的心理冲击，如帮助他们处理恐慌、不安等情绪，避免他们过度关注负面新闻。

079/

如何识别精神障碍患者病情加重的征兆？

精神障碍的康复之路并不是一帆风顺的，很多家庭在治疗精神疾病的过程中都付出了很多的努力，但是在治疗之后还是出现了病情加重的情况，因此识别精神障碍患者病情加重的征兆是至关重要的，这些征兆可以被视为警示信号，提醒患者家属和精神障碍社区康复专业人员采取行动。了解精神障碍患者病情加重的征兆，有助于把握最佳的治疗时机，以下是一些可能预示着病情加重的征兆。

情绪方面。情绪波动是精神障碍患者病情加重前最显著和常见的征兆之一。例如，患者可能会突然变得易怒、焦虑、抑郁或者兴奋过度。这些情绪的变化可能会持续较长时间，并且影响患者的日常生活和工作。另外，患者可能会在微小的压力下出现过度应激反应，难以自我调节情绪。当患者对日常压力的反应变得过于强烈或持久，难以从压力中恢复，长期处于紧张状态，则可能是病情加重的征兆。

行为方面。行为异常也是精神障碍患者病情加重的征兆之一。行为异常可能表现为以下两个方面：一方面是患者的日常行为和习惯可能会有显著的改变。例如患者的活动水平突然异常升高或降低，食欲的骤增或骤减，或者是对原本喜欢的活动失去兴趣，变得极度孤僻、不与人交往，甚至会突然出现自残、自杀、攻击他人等危险行为。另一方面是认知能力下降。当患者突然出现记忆力减退、注意力不集中、思维混乱等症状，并影响到患者的日常生活和工作能力，可能是病情加重的征兆。

生理症状。除了情绪、行为和认知方面的变化，精神障碍患者病情加重前还可能会出现一些生理症状，例如失眠、食欲不振、体重下降等。睡眠质量下降是一个明确的警告信号。患者可能会经历失眠、噩梦、睡眠不安等，他们可能会在夜间频繁醒来，或者早早醒来无法再次入睡。紧张和焦虑可能会导致身体上的不适，患者可能会出现头痛、背痛、肌肉紧张等症状，且这些症状可能会持续存在或加重。

自我感觉改变。患者可能会对自己的价值、能力、外貌或者重要性有扭曲的感觉，或者变得极度消极，失去自尊和自信心，他们可能会过度自责或者自我贬低。与此同时，他们可能会表现出明显的社交退缩现象，开始避免社交场合，与家人和朋友的关系疏远，或者与他人的交流变得困难。

这些征兆并不一定意味着病情的加重，但当出现这些症状时，患者和家属应警惕病情加重的可能性，尽快寻求专业医生的帮助。在日常生活中，患者和家属应关注病情变化，及时采取措施，以降低病情加重的风险。

080 /

如何降低精神障碍患者的病情加重风险？

精神障碍患者的病情加重风险是指患者在治疗和康复后再次出现症状反复或病情恶化的可能性。由于精神障碍本身的特殊性，患者容易在停药或遇到压力时出现症状的反复，往往具有较高的复发风险。以下是降低精神障碍患者病情加重风险的几种措施。

了解不同因素对病情加重的影响。精神障碍患者的病情加重风险受到多种因素的影响，包括患者的个体差异、治疗方式、环境和生活方式等。首先，个体差异对病情加重风险的影响很大。不同年龄、性别、遗传背景和精神障碍类型的患者，其病情加重风险可能存在差异。其次，康复方法的选择也会影响病情加重风险。一般来说，药物治疗能够有效控制精神障碍症状。最后，环境和生活方式也是影响病情加重风险的重要因素。例如，长期处于压力之下、缺乏社会支持或不良的生活习惯等都可能增大病情加重的风险。

制订应急预案。针对精神障碍患者出现病情加重且精神状况明显恶化、伤害自身行为或危险、危害公共安全或他人安全的行为或与精神疾病药物相关的急性不良反应等状况，精神障碍社区康复机构应提前制订应急预案。随着时间的推移和患者情况的变化，应急预案也需要不断更新和完善。要定期回顾并更新预案，以适应患者的最新需求。

制订安全计划。为了避免患者在病情复发时自我伤害或伤害他人，可以制订安全计划，包括限制患者接触危险物品、避免将患者独自留在家中等。同时，教会患者自我保护的方法，增强其自我保护意识。

建立应急联系人网络。精神障碍社区康复机构需要时刻与患者的家属或朋友保持紧密的联系，以便在紧急情况下迅速获得帮助。同时，确保患者了解应急联系人的信息，以便患者在紧急情况下寻求帮助。另外，精神障碍社区康复机构应与医院、急救中心等医疗机构建立合作关系，确保在紧急情况下患者能迅速获得专业救治。

实时监测和记录。工作人员应实时监测患者的病情状况，记录其情绪变化和生活事件。与此同时，备齐相关资料，包括患者的医疗记录、用药情况、联系人信息等，以便在紧急情况下迅速查阅。如果发现患者情况有异常或出现病情加重迹象，及时采取相应措施。

通过以上措施可以有效降低精神障碍患者的病情加重风险。但请注意，每个患者的具体情况不同，在实际操作中还需根据患者的具体情况进行个性化的调整和完善。

081 /

如何实施精神障碍患者病情加重后的应急处置？

精神障碍社区康复机构的应急处置包括病情加重、急性或严重药物不良反应、有伤害自身行为以及有危害公共安全或他人安全行为的精神障碍患者的紧急处置。当发现患者病情加重且精神状况明显恶化时，工作人员在进行言语安抚等一般处置的同时，应当立即联系上级医疗机构进行现场医疗处置。必要时，协助家属（监护人）将患者送至医疗机构门（急）诊留观或住院。发现患者病情加重，有明显的自杀倾向或可能出现自伤或自杀行为，或已经出现自伤或自杀行为对自身造成伤害，获知患者出现两种行为之一时，工作人员应当立即协助家属联系公安机关及上级医疗机构，并及时开放绿色通道，协助民警、家属（监护人）将患者送至医疗机构门（急）诊留观或住院。如患者是服药自杀，应当将药瓶等线索资料一同带至医院，协助判断所用药物名称及剂量。精神障碍社区康复机构工作人员在现场可以进行以下几种应急处置。

心理危机干预。根据现场情形判断现场人员的安全性，如果现场人员的安全没有保障，则应当退至安全地带后尽快寻求其他人员的帮助。处置时应当与患者保持一定距离，观察好安全撤离路线。使用安抚性言语，缓解患者紧张、恐惧和愤怒的情绪；避免给患者过度的刺激，尊重、认可患者的感受；同时对现场其他人的焦虑、紧张、恐惧情绪给予必要的安慰性疏导。

保护性约束。保护性约束是为及时控制和制止危害行为发生或者升级，而对患者实施的保护性措施。当患者严重危害公共安全或者他人人身安全时，工作人员或其他相关人员应协助民警使用有效的保护性约束手段对患者进行约束，对其所持危险物品及时全部收缴、登记、暂存，将患者限制于相对安全的场所。

快速诊疗干预。一旦发现病情加重迹象，应立即启动应急预案，紧急联系专业精神科医生进行远程或现场评估，明确病情严重程度及所需药物干预措施。随后，根据医生的指导，快速调配适合患者的抗精神病药物，确保药物剂量准确、给药途径安全。在给药过程中，需密切观察患者反应，及时调整用药方案，以有效控制症状、稳定病情。

急性药物不良反应处理。需立即停止或调整药物使用策略，迅速评估不良反应类型及严重程度，采取针对性措施缓解症状，如抗过敏、稳定生命体征等，并密切监测患者情况，及时上报医生处理。

应急处置知情同意书。对患者实施应急处置前或应急处置过程中，参加处置人员应当与患者家属（监护人）签署严重精神障碍应急处置知情同意书。患者家属（监护人）无法及时赶到现场时，应当由现场履行公务的民警或其他工作人员签字证实。

应急处置记录。执行应急处置任务的相关工作人员，应当在应急处置完成后 24 小时内填写严重精神障碍患者应急处置记录单，共一式三份，一份留存精神障碍社区康复机构，另一份留存基层医疗机构，还有一份留存应急医疗处置机构。精神障碍社区康复机构应当在 5 个工作日内通过信息系统上报处置记录。

082

如何争取精神障碍患者家属对精神障碍社区康复的配合？

在精神障碍社区康复工作中，患者家属的支持与配合至关重要。家属是患者康复过程中的主要照料者和决策者，他们的态度和行为直接影响患者的康复效果。因此，提高患者家属的配合意愿是精神障碍社区康复工作人员的重要任务。可以试着从以下几个方面着手提高患者家属的配合意愿，来促进患者的康复进程的加快和生活质量的提升。

建立信任关系。建立信任关系是提高患者家属配合意愿的基础。精神障碍康复工作人员应与患者家属建立真诚、友善的关系，确保患者家属感受到关心、尊重和支持。在与患者家属的交往过程中，应积极倾听、耐心解答问题，以专业的知识和友善的态度赢得患者家属的信任。

提供充分的信息与教育。为患者家属提供充分的信息和教育是提高其配合意愿的关键。精神障碍社区康复工作人员应向患者家属详细介绍患者的病情、康复计划和预期效果，让他们明白康复工作的重要性和意义。同时，向患者家属传授相关的护理技巧、心理支持方法等知识，帮助他们更好地理解和支持患者的康复过程。

个性化支持与关怀。每个家庭和患者的情况都是独特的，因此，提供个性化支持与关怀对提高家属配合意愿至关重要。精神障碍社区康复工作人员应根据患者的具体情况和家庭背景，制订个性化的康复计划，以满足患者和家属的特殊需求。同时，在实施康复计划过程中，根据患者家属的反馈和意见，及时调整方案，确保康复工作与患者家属的需求相匹配。

关注患者家属的情感需求。在精神障碍社区康复工作中，关注患者家属的情感需求同样重要。患者家属在照顾患者的过程中往往面临焦虑、抑郁等情绪问题，精神障碍社区康复工作人员应关注患者家属的情感状态，为其提供必要的心理支持，帮助他们缓解情绪压力。同时，鼓励患者家属相互交流、分享经验和感受，共同应对患者的康复问题。

定期沟通与反馈。定期沟通与反馈是保持与患者家属良好合作关系的重要环节。精神障碍社区康复工作人员应每月对患者家属进行回访，了解他们对患者康复进展的看法和意见。通过及时反馈患者的进步和存在的问题，让患者家属对康复工作有更全面的了解。同时，认真听取患者家属的建议，共同商讨改进措施，以提高患者的康复效果。

083/

如何提高精神障碍患者在社区康复中的参与度和体验感？

精神障碍患者的康复训练是一个复杂的过程，需要多方面的支持和关注。其中，提高患者的参与度和改善其体验感是至关重要的。较高的参与度可以提高康复效果，而良好的体验感则可以增强患者的康复动力。具体可以采取以下方法。

了解患者的需求和偏好。要提高患者的参与度和体验感，首先要了解他们的需求和偏好。不同的患者有不同的兴趣和需求，因此，个性化的康复计划是必要的。通过与患者及其家属进行深入的交流，了解他们的喜好、兴趣和目标，制订出更符合他们需求的康复计划，确保每个人都清楚了解并朝着同一目标努力。

引入激励机制。康复机构可以设置积分奖励制度，从数量和质量两个维度出发，帮助患者养成每天坚持康复训练的好习惯，同时，提升患者每天训练的努力程度。通过设立奖励制度，可以激励患者积极参与康复训练，提高他们的积极性和自信心。

使用多种形式的教学方法和手段。例如，使用互动游戏、角色扮演、小组讨论等多元化的教学方式，可以让患者更积极地参与康复训练。同时，利用现代技术如虚拟现实（VR）、增强现实（AR）等手段，可以为患者提供更为真实和生动的康复训练体验。

为患者提供及时的反馈。在训练中，对患者的学习进展和表现给予及时的反馈，让他们清楚自己的进步和需要改进的地方，养成自我反思的好习惯。在每日签退时要求他们根据当天的表现填写训练反思表，及时复盘训练过程，帮助他们更加深入地认识自己。

综上所述，提高精神障碍患者在康复训练中的参与度和体验感需要多方面的努力和支持。通过以上措施，康复机构可以更好地满足患者的需求，促进他们的康复进程。

084 /

如何提高精神障碍患者在康复过程中的合作能力？

在精神障碍患者的康复过程中，团队合作能力的培养是一个重要的方面。团队合作不仅有助于提高患者的社交技能，增强他们的自信心，还可以为患者提供一个互相支持、共同进步的平台。

创造一个安全、信任和无障碍的合作环境。患者之间要建立起互相信任、尊重和支持的关系，形成一种积极、健康的合作氛围。同时，要确保每个团队成员都能够平等地参与活动，避免任何形式的歧视和排斥。

培养沟通技巧。沟通是团队合作的基石。对于精神障碍患者而言，沟通技巧的培养尤为重要。通过举办沟通技巧培训活动，教患者学会倾听、表达和反馈等技巧。鼓励患者在团队中分享自己的想法和感受，帮助他们克服沟通障碍、增强自信心。此外，应注重培养患者的非语言沟通能力，如面部表情、肢体语言等。

鼓励患者发挥自身优势。每个精神障碍患者都有自己的优势和特点，在团队合作中应鼓励他们发挥自己的长处。通过让患者承担适合自己的任务和工作，提升他们的自我价值感和责任感，进一步激发他们在团队中的积极性，使其承担更多的责任。此外，应注重培养患者的领导能力和创新意识，鼓励他们在团队中发挥更大的作用。

引入竞争和合作的游戏。利用竞争和合作的游戏，激发患者的积极性和提高其参与度，让他们在轻松愉快的氛围中提高团队合作能力。比如，在俄罗斯方块积木游戏中，可以让患者两两组队，看哪组成员既能使用更多的积木，又能保持积木的平衡。游戏过程中，组内成员需要合作，而组与组之间又需要竞争。

加强实践与反思。实践是提高精神障碍患者团队合作能力的有效途径。通过组织各类团队活动，让患者在实践中锻炼团队合作能力。这些活动可以包括共同完成项目、参加社区志愿服务等。在活动结束后，鼓励患者进行反思和总结，让他们思考自己在团队合作中的表现，发现自己的不足和进步。通过不断实践与反思，患者可以逐渐提高自己的团队合作能力。

持续关注与支持。培养精神障碍患者的团队合作能力是一个长期的过程，需要持续的关注和支持。团队成员应定期与患者进行交流和沟通，了解他们的需求和困惑，为他们提供必要的指导和帮助。同时，应关注患者的情感变化和心理状态，及时给予其关心和支持。通过持续的关注和支持，服务人员可以帮助精神障碍患者不断提升自己的团队合作能力，使患者更好地融入社会和实现自我价值。

085 /

如何提高精神障碍患者的自我管理能力？

提高精神障碍患者的自我管理能力是社区康复服务中的一项重要任务。以下是一些有效的方法和策略，可以帮助患者提升自我管理能力，更好地应对病情和生活挑战。

疾病知识教育与健康素养培养。通过对精神障碍相关疾病的知识普及，让患者了解自己的病症类型、症状特点以及可能的诱因，从而树立正确的疾病认知。同时，开展心理卫生教育，教授患者识别早期复发征兆的方法，掌握应对技巧。通过持续的学习与教育，使患者充分了解自己的病情、理解治疗方案和康复计划，增强患者的自我管理意识，使其能够主动参与并承担起自身疾病的日常监控和管理责任。

服药训练。许多精神障碍患者需要长期用药以维持病情稳定，因此，患者应掌握正确服药的方法、时间及剂量，并理解药物的作用机制、副作用及处理方式，在专业人员的指导下，逐步养成规律化的用药习惯，使用药物提醒工具或应用程序辅助记忆，确保药物治疗计划的有效执行。

生活技能与社交技能训练。通过实际操作，教导患者如何进行日常生活照顾，如饮食安排、个人卫生、家务活动等；并通过角色扮演、小组讨论等形式，提升其沟通技巧、情绪调节能力、冲突解决能力等。这些技能的习得，不仅有利于患者独立生活，更能促进其在家庭、社区乃至工作场所的社会融合。

心理干预与行为疗法。精神障碍患者常常面临各种压力和困难，如情绪波动、焦虑、抑郁等。心理咨询师可以使用认知行为疗法指导患者掌握放松技巧、应对策略和情绪调节方法，例如认知行为疗法可以帮助患者识别并改变不良思维模式，学习有效应对压力和挑战的心理策略。而动机访谈、自我效能理论等方法则可以激发患者内在的动力，鼓励他们积极参与康复过程，逐步增强自我管理的信心与决心。

定期评估与监督。定期对患者进行评估和监督，了解他们的康复进展和自我管理情况，及时发现和解决存在的问题。同时也要给予患者积极的反馈和支持，鼓励他们坚持自我管理，让他们感受到关心和支持的力量，使其更好地应对病情和生活挑战，不断提高自我管理能力和生活质量。

086/

如何帮助精神障碍患者建立支持网络？

帮助精神障碍患者建立支持网络是康复过程中的重要一环。建立良好的支持网络可以为患者提供情感支持、生活帮助和社交互动的机会，有助于提高患者的自信心和生活质量。以下是一些帮助精神障碍患者建立支持网络的方法。

强化家庭支持。家庭作为个体成长和康复的第一环境，其作用不可忽视。康复服务机构应积极开展家庭教育培训，提高患者家属对精神障碍疾病的认识，传授有效的沟通技巧与护理方法，减少误解与歧视，增进家庭成员间的理解与接纳。同时，鼓励家庭成员参与患者的康复计划，如陪伴治疗、参与心理辅导，共同制定日常生活管理策略，从而形成稳固的家庭康复基础。

拓展社交网络。康复机构可以组织各类小组活动、兴趣班或者志愿者项目，让患者有机会与同病相怜的同伴交流心得、相互鼓励，逐渐增强患者的自信和社会适应能力。同时，通过社区活动引导患者积极参与公共事务，拓展人际交往圈，帮助他们找回自我价值感、减轻孤独感，使其建立新的友谊和支持关系。

搭建社会支持平台。康复机构应当积极与社区、企事业单位、非政府组织等多方力量合作，推动资源共享，例如联合举办职业培训课程，协助患者找到合适的就业机会；链接社区公益服务项目，使患者能在实际操作中锻炼技能，实现自我价值。此外，争取政策扶持，为患者争取到更多的福利保障和社会援助。

社交技能培训。许多精神障碍患者在社交方面可能会遇到困难，因此，为他们提供社交技能培训是必要的。培训可以包括如何与人交流、表达自己的情感、解决冲突等。通过培训，患者可以学习如何与他人建立和维持关系，增强社交能力。

医疗服务。组建专业化、连续性的医疗服务团队，包括精神科医生、心理咨询师、社会工作者、康复护士等在内的多学科团队需紧密协作，为患者提供全方位的医疗康复服务。定期开展病情评估、药物疗效监测，及时调整治疗方案，确保患者能够得到科学有效的医疗干预。同时，团队成员要保持与患者及其家属的密切沟通，了解他们的需求和困扰，给予必要的心理疏导和支持。

尊重个人意愿。尊重患者的个人意愿和发展目标，鼓励他们在康复过程中主动发声，表达自己的需求和期望。通过一对一的心理咨询、个案管理等方式，帮助患者发掘自身潜能，制订个性化康复计划，促进其自我管理和独立生活能力的发展。同时，尊重和保护患者的隐私权，为其创造安全舒适的康复环境，增强其持续参与康复的积极性。

087 /

如何及时发现和有效满足精神障碍患者的个性化需求？

精神障碍患者的个性化需求是指根据患者的个体差异，不同患者在发病机制、症状表现、药物反应、生活习惯、家庭情况、经济状况等方面均有所不同。每个精神障碍患者都是独特的，即使有些患者患有同一种精神障碍，在基因、环境、生活经历和个人特质等多种因素的综合影响下也会存在不同的个性化需求。

发现患者的个性化需求。为了及时发现精神障碍患者的个性化需求，可以采取以下措施。首先，建立良好的沟通渠道。与患者建立信任和良好的沟通渠道是至关重要的。工作人员通过主动与患者交流，时刻关注他们的感受和需求，并联系患者的行为和表现，发现他们的个性化需求。其次，利用技术手段对患者的状况进行监测。利用技术手段对患者的生理参数、行为等进行监测，可以及时发现他们的异常表现。此外，可以通过问卷调查、面谈等方式进行定期评估。最后，鼓励患者主动表达。工作人员应该鼓励患者主动表达自己的感受和需求，以便及时发现他们的个性化需求。

满足患者个性化需求。要有效满足精神障碍患者的个性化需求，需要采取一系列措施，包括：首先，明确不同精神障碍的差异。精神分裂症患者的情绪波动较大，精神障碍社区康复机构可以提供服药训练、躯体管理训练以及更专业的社会心理干预服务，例如家庭治疗、认知行为治疗及认知矫正治疗等，增强患者的人际交往能力和社会功能，从而减轻症状严重程度；双相情感障碍患者以反复发作的躁狂和抑郁为特征，精神障碍社区康复机构可以运用再归因训练、控制感和快乐练习训练、团体辅导—思维训练等方式服务双相情感障碍患者；精神发育迟滞患者往往存在社会适应行为能力缺陷，需要进行生活自理训练；分裂情感性障碍既有明显的精神分裂样症状，又有抑郁症状或躁狂症状，对于此类患者，预防复发是首要康复目标，精神障碍社区康复机构需要围绕"应激管理"提供更为专业的康复方法；老年认知障碍患者常表现出认知功能下降、记忆力减退、注意力和执行功能障碍等临床特征，精神障碍社区康复机构可以针对老年认知障碍带来的记忆障碍、失语、失用、失认、视空间技能损害、执行功能障碍以及人格和行为改变等全面性失智表现，提供更有针对性、更为专业的认知、运动、语言等任务康复训练。其次，进行阶段性评估并调整治疗方案。每 3 个月在精神科医师指导下由社区康复工作人员对精神障碍患者进行阶段性评估，总结前面阶段康复情况。评估过程中需填写心理社交功能评估表、精神状况综合评估表、社会适应能力评估表、社会功能缺陷筛选量表。根据阶段性评估结果，对康复训练效果达到预期目标的精神障碍患者提出新的康复目标，实施新的康复措施和计划；对康复训练效果不理想的患者，修正原康复计划、调整康复目标和康复措施。

总之，及时发现并有效满足精神障碍患者的个性化需求，需要建立良好的沟通渠道，利用技术手段对患者的状况进行监测，明确不同精神障碍的差异，并进行阶段性评估和调整治疗方案。同时，也需要患者积极参与康复过程，与工作人员密切合作，以达到最佳的康复效果。

088／

如何帮助精神障碍患者做好返岗前的准备？

精神障碍患者在康复过程中面临着多重挑战，其中重返工作岗位或找到合适的职业是他们所面临的重要问题之一。对于许多患者来说，工作不仅是谋生的手段，更是他们融入社会、实现自我价值的重要途径。因此，精神障碍社区康复机构应当在患者的康复过程中，积极为其提供相关支持和指导，帮助他们顺利重返工作岗位或找到合适的职业，以提高他们的生活质量和社会融入度。

了解患者的职业需求与能力。社区康复机构需要对患者的职业需求与能力进行深入了解，包括了解患者的教育背景、工作经验、技能特长以及职业兴趣等。通过与患者及其家属的沟通，以及对患者进行必要的评估，机构可以全面掌握患者的职业需求与能力，为后续的就业指导提供依据。

提供职业技能培训与指导。在了解患者的职业需求与能力的基础上，社区康复机构可以有针对性地为其提供职业技能培训与指导。这些培训可以涉及职业技能、求职技巧、职业规划等多个方面。通过培训，患者可以提升自身的职业技能，增强就业竞争力，为重返工作岗位或找到合适的职业打下基础。

建立患者与雇主之间的沟通桥梁。社区康复机构可以积极联系相关企业和雇主，为患者搭建一个展示自我、与雇主沟通的平台。机构可以组织一些职业招聘会、技能展示活动等，让患者有机会展示自己的才能和技能，同时也让雇主更加了解患者的就业需求与能力。

提供心理支持与辅导。精神障碍患者在求职过程中可能会遇到各种挫折和困难，导致他们产生自卑、焦虑等负面情绪。因此，社区康复机构需要为其提供必要的心理支持与辅导，包括帮助患者正确认识自己的疾病、增强自信心、提高应对挫折的能力等。

持续关注与评估。在精神障碍患者就业后，社区康复机构还需要对患者的就业情况进行持续关注与评估，包括了解患者的工作环境、工作表现、遇到的问题等，并根据情况为其提供必要的支持和指导。通过持续的关注与评估，机构可以及时发现并解决患者在就业过程中所面临的问题，确保其顺利融入社会。

089 /

精神障碍患者之间发生矛盾该怎么办？

在精神障碍社区康复服务中，患者之间发生矛盾是常见的问题。这些矛盾可能缘于疾病的状况、患者的情绪状态、康复环境等多种因素，虽暂未导致突发安全事件，但带来了潜在的消极情绪，影响患者参与服务的积极性、康复服务效果等。对此，可以考虑如下应对方法。

立即干预。一旦发现矛盾，工作人员应立即介入，确保双方安全，避免事态升级。可以采取将其分开的措施，将双方带离冲突现场，避免进一步的直接接触。

沟通与倾听。工作人员应与矛盾双方进行沟通，了解事情的原委，给予他们充分表达自己的机会。重点是倾听他们的观点、感受和需求，避免过早地下判断或给出解决方案。

情绪疏导。由于精神障碍患者可能情绪波动较大，工作人员应提供情绪支持，帮助他们平复情绪，认识自己的疾病状况、情绪状

叁

服务怎么做

233

态和管理方法。如有必要，可以请专业心理咨询师进行情绪疏导。

调解与协商。在双方情绪稳定后，工作人员可以扮演调解者的角色，协助双方进行协商，寻找解决问题的方法，目标是找到一个双方都能接受的解决方案。

教育引导。在解决矛盾的过程中，可以借此机会对患者进行教育引导。例如，向患者传递一些人际交往的技巧和规则，教育他们如何更好地处理人际关系，预防未来类似矛盾的发生；增强患者的自我意识和自我管理能力，帮助他们更好地控制自己的情绪和行为，减少矛盾的发生。

持续关注。矛盾解决后，对双方进行持续的关注和观察，确保他们能够真正地和解，避免再次发生冲突。如果条件允许，可以将处理矛盾的过程和结果告知家属，让他们了解情况，促进他们对康复服务的信任和支持。

记录与反馈。对矛盾的处理过程和结果进行详细记录，并定期进行总结和反馈。这有助于了解矛盾发生的原因、处理的效果，并为未来的类似情况提供参考。从矛盾中吸取教训，考虑是否需要对康复服务的流程、环境或管理方式进行调整，以预防未来类似矛盾的发生。

总之，精神障碍患者之间发生矛盾后，应以患者为中心，采取合适的措施来帮助他们解决问题、平复情绪，并预防未来类似矛盾的发生。同时，加强与患者及其家属的沟通与合作也是非常重要的。

090 /

如何预防精神障碍社区康复中威胁患者自身（他人）安全的突发事件？

在精神障碍社区康复过程中，确保患者自身和他人的安全是至关重要的。以下是一些建议，以预防威胁患者自身（他人）安全的突发事件的发生。

评估与监控。在患者进入社区康复阶段之前，进行全面的评估，包括病情状况、认知能力、情感状态、生活技能和社会支持等。这种评估可以帮助社区康复机构工作人员了解患者的健康状况和康复需求，以便为他们制订个性化的康复计划。同时，通过定期的随访和观察，持续监控患者的病情变化、康复进程和社会适应情况，以便及时发现和处理潜在的安全风险。

建立安全计划。为每个患者制订个性化的安全计划，明确安全目标、措施和应急预案。安全计划应包括药物管理、日常生活习惯、社交互动等方面的指导。这些计划应以患者的具体情况为基础，综合考虑他们的需求和风险因素。

风险管理。对患者进行风险评估，识别潜在的暴力倾向、自伤行为或其他危险行为。采取适当的干预措施，如药物治疗、心理疏导或环境调整，以降低风险。同时，密切监测患者的情绪状态和行为变化，及时发现和处理潜在的安全风险。

创设安全环境。采取一定措施以确保社区康复设施的安全，如加强出入口管理、设置监控系统等。为患者提供安全、舒适的居住和活动环境，减少潜在的伤害源。同时，关注社区康复设施的布局和环境质量，以满足患者的生理和心理需求。

定期评估与调整。定期评估患者的康复进展和安全状况，及时调整康复计划和安全措施。根据评估结果，适时调整治疗方案和提供社区支持服务。

紧急应对机制。建立紧急联络渠道，确保在发生紧急情况时能够迅速通知相关人员。制订应急预案，明确在紧急情况下的处理流程和责任分工。同时，确保社区康复机构具备应对紧急情况的设备和资源，以便及时采取有效措施。

教育与培训。提供关于精神障碍的教育资料给患者和家属，帮助他们了解疾病特点和康复方法。教导患者和家属如何识别和应对危险信号，以及在紧急情况下如何寻求帮助。对工作人员进行专业培训，提高他们在精神障碍（患者）管理和危机干预方面的技能。

数据记录与分析。建立完善的康复过程记录制度，对患者的病情变化、治疗反应和社会适应情况进行跟踪记录。对记录的数据进行分析，找出康复过程中的问题与不足之处，不断提高社区康复服务的安全性。

091/

如何处置精神障碍社区康复中威胁患者自身（他人）安全的突发事件？

当精神障碍社区康复过程中发生了威胁患者自身（他人）安全的突发事件后，作为机构的工作人员，以下是一些有效的处理方法。

保持冷静。在面对突发事件时，保持冷静是至关重要的。工作人员应提醒自己深呼吸，放松身体，并将注意力集中在解决问题上。例如，当一名患者突然失控时，工作人员需要保持冷静，迅速采取适当的措施来稳定局势。

评估情况。快速观察现场情况，了解突发事件的性质、范围和患者的状况，对于采取正确的应对措施至关重要。例如，一名患者突然出现自残行为，工作人员需要迅速评估情况，判断是否需要立即隔离患者，并确保其他人的安全。

采取初步措施。根据评估的情况，立即采取必要的初步措施来控制局势，可能包括隔离患者、确保其他人的安全、稳定患者的情绪等。例如，当一名患者突然情绪激动时，工作人员可以采取初步措施来安抚患者，确保其不会伤害自己或他人。

通知相关人员。出现突发事件后，及时通知警察及其他工作人员、领导或上级主管是非常重要的，以便他们能够迅速作出决策并协调行动。例如，当一名患者突然出现严重心理危机时，工作人员需要立即通知相关人员，启动紧急应对程序。

关注患者需求。在处理突发事件时，提供必要的心理支持、稳定情绪和满足合理需求可以帮助患者更好地应对危机。例如，当一名患者感到恐慌或不安时，工作人员可以给予安慰、倾听和稳定情绪的支持，以帮助患者恢复平静。

与家属沟通。患者出现突发事件后，工作人员应及时与患者家属沟通，告知其突发事件的情况，解释正在采取的措施，并请求家属的支持和配合。例如，当一名患者突然失踪时，工作人员需要立即与其家属取得联系，告知他们事件的情况，并请求他们协助和配合寻找患者。

记录和报告。详细记录事件的情况、处理过程和结果对于后续的分析和改进是非常重要的，应使用机构内的记录表或电子设备记录相关信息，并在事件处理完毕后向上级或相关部门提交详细的报告。

跟进和关怀。在事件处理完毕后，持续关注患者的状况也是非常重要的。确保患者情绪稳定并得到适当的医疗和心理援助可以帮助患者尽快恢复，提供必要的支持和关怀可以帮助患者重建信心并重新融入社区。

学习和改进。对事件进行深入分析和反思可以帮助工作人员了解哪些措施有效、哪些措施需要改进，利用这些经验教训来优化安全措施和应急预案可以提高机构的应对能力。

及时和透明的通报。在事件发生后，应及时向社区居民、相关机构和利益相关者通报事件的情况和处理结果。公开透明的沟通可以促进居民对社区的信任和支持，减少不必要的恐慌和误解。

092/

如何应对精神障碍患者对社区康复机构和工作人员的过度依赖？

应对精神障碍患者对社区康复机构和工作人员的过度依赖需要采取一系列措施，从多个方面入手，帮助患者逐渐减少依赖，提高他们的独立生活能力和社会融入度。以下是一些具体的措施。

制订个性化的过渡计划。为患者制订个性化的过渡计划，明确过渡目标、时间安排和具体措施。根据患者的具体情况和康复进展，逐步减少患者对康复机构的依赖，引导患者向独立生活过渡。在制订计划时，要充分考虑患者的意愿和需求，与患者及其家属进行充分的沟通和协商。

加强康复训练和技能培训。康复机构应加强对患者的康复训练和技能培训，提高他们的日常生活能力、社交技能和职业技能。通过康复训练和技能培训，帮助患者逐渐恢复自理能力，增强其自信心和自我价值感，从而减少其对机构的依赖。

建立支持网络。为患者提供家庭支持、社区服务和资源支持。与患者家属进行沟通，了解其家庭环境和支持情况，鼓励患者家属积极参与患者的康复过程。同时，加强与社区的合作，帮助患者融入社区生活，扩大社交圈子。通过建立家庭和社区的支持网络，可以为患者提供持续的支持和帮助，减少其对机构的依赖。

加强心理辅导和心理支持。心理辅导和心理支持对应对患者的依赖心理至关重要。为患者提供心理咨询、认知行为疗法、心理健康教育等服务，帮助他们认识自己的情绪和思维模式，提高自我调节能力。同时，通过心理辅导和心理支持，可以帮助患者树立正确的人生观和价值观，增强他们的独立性和自主性。

鼓励患者积极参与决策。鼓励患者积极参与康复计划的决策和规划，提高他们的主动性和责任感。例如，让患者自己选择一部分康复训练内容和方式。通过参与决策，可以帮助患者逐渐增强自信心和自我价值感，提高他们的独立性和自主性。

逐步减少康复机构的物理支持。在患者逐渐恢复独立生活能力的过程中，康复机构应逐步减少对患者的物理支持。例如，减少对患者的生活照顾、减少对患者的生活环境进行的过度调整等。同时，要关注患者的情感需求和心理变化，避免过于急躁或过度保护。在必要时提供必要的支持和指导，确保患者的安全和健康。

093 /

如何应对精神障碍患者对工作人员产生的移情？

当精神障碍患者在社区康复机构中与工作人员建立密切的关系时，其可能会对工作人员产生移情，即把对过去重要人物的情感转移到当前人身上。这可能会对康复进程产生一定的影响。以下是一些应对和解决患者在服务过程中对工作人员产生移情的措施。

建立专业的关系。康复机构应确保工作人员与患者之间建立专业、客观、健康的关系。工作人员应保持适当的情感距离和专业性，避免过度亲密或形成亲密的关系，以免引发患者的移情反应。同时，要尊重患者的个性和情感需求，以温暖、关爱和支持的态度与患者建立积极的关系。

提高工作人员的专业素养。康复机构应加强对工作人员的专业培训和教育，提高他们的专业素养和应对移情的能力。工作人员应掌握相关的心理咨询理论和技术，了解移情的本质和处理方法，以便更好地识别和应对患者的移情反应。

及时识别和处理移情反应。一旦发现患者对工作人员产生移情，应及时识别和处理。工作人员应保持警觉，关注患者的情感变化和行为表现，判断患者是否存在移情反应。一旦确定存在移情反应，应及时采取措施，如加强沟通和解释、调整康复方案等，以减轻患者的情感负担和避免进一步的发展。

加强家庭和社区的支持。家庭和社区的支持对于减轻患者对工作人员的移情反应至关重要。加强家庭支持，为患者提供家庭康复、教育和培训，帮助家庭成员理解和支持患者的康复过程。同时，建立社区支持网络，提供社区康复服务、志愿服务和资源支持，帮助患者融入社区生活。这样可以增强患者的安全感和社会支持，减轻患者对特定工作人员的依赖和移情反应。

定期评估和记录。定期评估患者的情感状态和康复进展，以及详细记录康复过程和互动情况，有助于及时发现和处理移情反应。通过评估和记录，可以了解患者与工作人员之间的关系发展情况，及时调整康复方案和干预措施，以避免或减小移情反应对康复的影响。

寻求专业帮助。对于难以处理的患者移情情况，寻求专业帮助和支持。可以与专业的心理咨询（治疗）师合作，为患者和工作人员提供更加全面和专业的支持和指导。通过专业帮助，可以更好地应对患者移情问题，保障患者和工作人员的权益和安全。

精神障碍社区康复百问百答

094 /

社会工作者的精神障碍社区康复工作日志应重点记录哪些问题？

社会工作者在精神障碍社区康复服务中扮演着重要的角色，他们的工作日志对于评估患者的康复进展、调整治疗方案和促进患者融入社会都具有重要意义。以下是社会工作者在记录中应重点关注的几个问题。

患者的情绪状态。患者的情绪状态包括情绪稳定性、焦虑、抑郁程度等。社会工作者应注意记录患者是否有情绪波动、易怒、消极情绪等情况，以及这些情况是否影响患者的日常生活和康复进程。

患者的认知能力。评估患者的注意力、记忆力、思维能力和判断力等方面的表现。了解患者在学习新知识、完成任务和解决问题等方面的困难程度，以及是否存在认知障碍。

日常生活的自理能力。关注患者的生活习惯、自我照顾能力以

叁　服务怎么做

245

及日常生活技能。记录患者是否能够独立满足基本生活需求，如饮食、洗漱等，以及患者在生活技能训练中的适应情况。

社交互动与沟通。注意患者与他人的交流方式和沟通能力。记录患者在社交场合中的表现，患者是否能够主动与人交往、表达自己的观点和情感以及理解和尊重他人的态度和意见。

药物治疗的依从性。确保患者按时按量服用药物，记录患者是否按时取药、服药情况及是否有藏药行为。了解患者对药物治疗的态度和认知，以及药物对患者的生理和心理影响。

康复活动的参与度。记录患者参与康复活动的积极性和效果，包括艺术疗愈、心理辅导、职业康复训练等。了解患者对康复活动的兴趣和满意度，以及康复活动对患者康复进展的影响。

家庭和社区的支持网络。评估患者家庭成员的支持程度，家庭关系是否和谐，以及社区对患者的接纳和提供的支持资源。了解患者是否有固定的社交伙伴和活动场所，以及患者与社区的联系和互动情况。

患者的自我认知和目标设定。了解患者对自己病情的认识、对康复的期望和目标设定。鼓励患者表达自己的需求和愿望，帮助患者建立积极的心态和提高自我管理的能力。

安全性问题。关注患者的安全状况，包括自我保护能力、生活环境的安全隐患以及对危险物品的管控等。评估患者是否有自残或自杀倾向，以采取相应的安全措施。

反馈与沟通。与患者及其家属保持良好的沟通，听取他们的意见和建议，了解他们对康复计划的反应和满意度。根据反馈调整康复计划，提高服务质量和患者的满意度。

通过以上重点问题的日常记录，社会工作者可以全面了解患者的康复状况，及时发现和处理问题，调整康复计划和支持措施，促进患者的持续康复和社会融入。同时，这些记录也有助于社会工作者与其他医疗专业人员合作，共同为患者提供全面和个性化的服务。

095 /

社会工作者的精神障碍社区康复工作复盘应重点反思哪些问题？

在精神障碍社区康复服务中，社会工作者的康复复盘是提高服务质量的关键环节。通过对一天的工作进行反思和总结，可以发现存在的问题、改进的方向和提升的空间。以下是一些社会工作者在康复复盘中应重点反思的问题。

康复方案与患者需求。社会工作者应及时了解患者的特殊需求和困难，评估康复方案和活动的有效性，并及时调整，以更好地满足患者需求。例如，反思一下，今天实施的康复方案或活动是否有效？患者的反应如何？是否有调整康复计划的必要？是基于什么考量作出的调整？今天接触的患者有哪些特殊需求或困难？我是否为他们提供了足够的支持和资源？患者在哪些方面表现出明显的需求或期望？我是否及时关注并回应了这些需求？

沟通与关系建立。与患者建立良好的沟通关系是必不可少的，要及时反思沟通的顺畅程度，思考如何改进与患者及其家属的关系，确保彼此间的信任与合作。例如，反思一下，今天与患者的沟通是否顺畅？有哪些值得改进的地方？我与患者及其家属的关系建立如何？是否存在需要加强沟通或改善关系的情况？

团队协作。评估与其他医疗专业人员的合作情况，思考协作中的问题与改进空间。例如，反思一下，今天与其他医疗专业人员的合作如何？是否存在协作上的问题或改进空间？

安全与保护。安全与保护是康复服务中不容忽视的方面，要及时反思是否充分关注了患者的安全问题，并思考如何确保患者在康复过程中的身心安全。例如，反思一下，今天是否关注了患者的安全问题？是否有潜在的安全隐患被忽视？我如何确保患者的身心安全，尤其是在进行康复活动时？今天使用的康复设施或环境是否适合患者？是否存在需要改善的地方？我如何评估康复环境对患者康复的影响，是否应作出相应的调整？

自我成长和专业发展。反思自身在专业知识与技能方面的收获，寻找持续提升专业能力的途径。例如，反思一下，今天在专业知识和技能方面有哪些收获或启示？我如何持续提升自己的专业能力，以更好地服务于患者？今天的工作中，我是否遵循了相关的政策、法规和伦理准则？对于那些可能模糊或不清楚的规定，我是如何处理的？是否需要进一步澄清或学习？

患者及其家属的反馈。认真对待患者及其家属的评价和建设性反馈，并将其作为改进工作的依据。例如，反思一下，患者及其家属对我今天的工作有哪些评价或反馈？这些反馈中，哪些是中肯的、有建设性的，可以作为我改进工作的依据？

通过对以上问题的反思，社会工作者可以更好地总结一天的工作经验，及时发现并解决问题，持续优化康复计划和实施过程，不断提升服务质量，更好地促进患者康复和融入社会。

096/

如何妥善处理精神障碍患者的隐私信息？

在精神障碍社区康复活动中，患者的隐私保护是一个不可忽视的重要问题。精神障碍患者常常面临疾病相关的种种困扰，如社会偏见、歧视和排斥等，因此，他们的隐私保护显得尤为重要。

强化隐私保护意识。首先，精神障碍社区康复机构应强化隐私保护意识，确保工作人员充分认识到保护患者隐私的重要性。机构应制定严格的隐私保护规章制度，明确规定工作人员在收集、存储、使用和披露患者个人信息时的行为准则。同时，加强工作人员的隐私保护培训，提高他们的法律意识和职业道德水平。

规范患者信息管理。规范患者信息管理是实现隐私保护的关键环节。机构应建立完善的患者信息管理制度，确保患者信息的采集、存储、使用和销毁等环节都符合法律法规和隐私政策。在采集患者信息时，应遵循最小必要原则，只收集与康复活动直接相关的必要信息。存储患者信息时，应采取加密措施，确保信息的安全性。使用和披露患者信息时，应严格遵循隐私政策和知情同意原则，确保患者的合法权益不受侵犯。

加强患者与家属教育宣传。加强患者与家属教育宣传是增强隐私保护意识的重要手段。机构应向患者充分说明隐私保护的重要性和相关规定，让他们了解自己的权利和如何保护自己的隐私。同时，鼓励患者与家属积极参与隐私保护相关的活动，增强他们的自我保护意识和能力。通过加强患者教育宣传，可以营造一种尊重隐私、保护隐私的良好氛围。

建立监督机制。为确保隐私保护措施的有效实施，建立监督机制是必要的。机构应定期对隐私保护措施进行自查和评估，及时发现和纠正存在的问题。同时，鼓励患者和家属对隐私保护问题提出投诉和建议，及时了解他们的需求和诉求。对于违反隐私保护规定的行为，应严肃处理，以保护患者的合法权益。

加强与第三方合作机构的沟通与协作。在精神障碍社区康复活动中，常常需要与第三方合作机构进行协作。应与合作机构明确约定隐私保护的相关条款，确保患者在合作机构中的隐私权益得到保障。比如，拍照片和录制视频时将患者及其家属的面部打上马赛克，对声音进行特殊化处理、使用化名等。

097 /

如何做好精神障碍社区康复服务的质量控制？

精神障碍社区康复服务的质量控制应从服务策划、服务准备、服务实施、服务改进4个方面展开。对精神障碍社区康复服务质量的控制，可以确保服务团队和服务人员具备相应的专业知识和技能，为患者提供科学、规范、有效的康复服务。避免患者受到不必要的伤害或损失，从而保障患者的权益。

服务策划。服务策划的质量控制应从是否回应康复需求、是否运用专业方法、是否涉及有效途径这3个基本指标和是否饱满且有层次这一发展指标展开。这有利于进一步明确精神障碍社区康复服务的流程，细化不同服务内容所要达到的不同目标，有利于精神障碍患者接受多元且指向性明确的康复服务。

服务准备。服务准备的质量控制应从服务对象、服务人员、物料准备、必要的联络与协调、应急预案、合理的预算这6个基本指标以及服务是否充分且灵活这一发展指标展开。这有助于确保服务的顺利开展，避免服务准备不当而对患者造成伤害。同时，它也有助于提升服务质量，确保服务达到预期效果。通过质量控制可以及时发现服务中的问题，指导服务提供者采取有效的改进措施，提高服务水平。

服务实施。服务实施的质量控制应从是否时间充分、是否场地恰当、是否组织有序、是否安全规范这4个基本指标以及组织者是否尽善、参与者是否尽兴、志愿者是否尽责、满足率高低、满足度高低、节奏控制好坏这6个发展指标展开。通过对服务实施过程的质量控制，可以持续优化服务流程，确保服务提供者具备必要的专业知识和技能，监督服务的合规性和伦理标准，确保患者的隐私和权益需要得到充分的尊重和保护。

服务改进。服务总结的质量控制应从对内是否及时归档、对外是否充分宣传这2个基本指标以及是否有反思与成长这个发展指标展开。通过质量控制，对服务的过程性材料和结果进行全面的监督和评估，确保服务的效果和患者的满意度。这有助于实现服务的连贯性和持续性，吸引更多的患者和资源投入精神障碍社区康复服务中，使患者得到全面、长期的康复支持。

综上所述，质量控制对于精神障碍社区康复服务来说是必不可少的。通过加强质量控制，可以推动精神障碍社区康复服务的规范化发展，提高服务的整体水平和社会认可度。这有助于提升整个服务体系的形象和信誉，为更多的患者提供更好的服务。

098 /

如何把握精神障碍社区康复中的保密原则和保密例外？

把握精神障碍社区康复中的保密原则和保密例外，首先需要理解保密原则的含义和重要性。保密原则是指在社区康复中，精神障碍社区康复机构工作人员需保管好精神障碍患者的社区康复服务资料，未经精神障碍患者及监护人（含经监护人授权的照料人）同意，不得向第三方透露涉及患者个人身份信息和其他可能危害精神障碍患者权益的隐私信息。

保密原则。在精神障碍社区康复中，保密原则是一项重要的伦理和法律原则。它关系到患者的隐私权和尊严，是确保康复工作顺利进行的基础。首先，保密原则要求对患者的个人信息严格保密，包括患者的姓名、年龄、住址、联系方式、家庭状况等。这些信息都属于患者的隐私，应当受到尊重和保护。在任何未经患者授权的情况下，不得将这些信息泄露给第三方。其次，保密原则还要求对患者的康复计划和康复过程保密。康复计划和康复过程涉及患者的病情评估、康复策略、康复目标等，只有患者本人、患者家属和精神障碍社区康复机构相关工作人员可以知情，且仅在康复需要且患者本人知情同意时才可向参与康复过程的第三方透露必要的信息。

保密例外。在某些情况下，保密原则需要例外。当涉及法律程序，如法院命令或法律调查时，保密原则的应用需根据具体情况进行调整。例如，经社区工作人员或精神科医师评估，认为精神障碍患者有可能出现行为失控危及自身或他人人身安全或司法机关介入调查时，社区工作人员有权力告知患者家属、主管医生、护士并配合司法机关提供相关真实资料。当患者存在自杀、自伤或伤害他人的风险时，以及在发现患者涉及违法犯罪行为时，都需要考虑保密例外的情况。在这些情况下，社区康复工作人员需要及时向相关部门报告，并提供患者的相关信息，以便采取必要的措施进行干预。此时，保密原则需要让位于对患者和社会安全的考虑，因为维护社会公共利益和法律秩序的必要性高于对患者隐私保护的必要性。

总之，在精神障碍社区康复中，把握保密原则和保密例外是非常重要的。这不仅有助于保护患者的隐私权和尊严，也有助于维护社会公共利益和法律秩序。在实际工作中，社区康复工作人员应当根据具体情况灵活运用保密原则和保密例外，以确保患者得到适当的治疗和支持。

099 /

如何做好精神障碍社区康复中工作人员的自我保护？

精神障碍社区康复工作人员在日常工作中承担着重要的社会责任，他们为患者提供长期、细致的康复服务，面对的工作压力与挑战较大。因此，做好自我保护，确保身心健康，是每名工作人员必须重视和掌握的基本能力。以下从身体和心理两个层面详细探讨。

◎ 身体健康

关注职业健康。工作人员应保持规律作息，保证充足的休息时间，合理安排工作强度，避免过度劳累。定期进行体检，监测自己的生理健康状况，尤其要关注因长期紧张工作可能引发的心脑血管疾病等风险。此外，坚持适度的体育锻炼，如练瑜伽、散步、做健身操等，以增强体质，缓解压力，提高工作效率。

做好职业保护。在接触患者的过程中，学会并运用恰当的行为管理策略，如非暴力沟通技巧，以及在必要时采取安全距离和防护措施，以防突发情况对自身造成伤害。另外，机构应定期组织急救知识培训，使工作人员熟悉并掌握应对突发状况的基本技能。

◎ 心理健康

保持专业距离。首先，工作人员要明确自己的角色和职责，认识到自己仅是患者的支持者和辅助者，而不是替代者或决策者，与患者建立专业关系，保持客观和中立的态度，避免个人情感和价值观的卷入。其次，遵循相关的规范和标准，如伦理规范、行业标准等，以确保自己的行为合法、合理、合情。最后，遇到难以处理的情况时，寻求专业支持是必要的，如向同行咨询、参加培训等，以提升自己的专业能力和处理问题的能力，确保服务的专业性和有效性，同时保护患者和工作人员的权益。

识别危险情绪。工作人员需认识到情绪管理和心理调适的重要性，及时识别并处理可能出现的职业倦怠、心情疲劳等问题，可以适时向家人倾诉工作中的困扰，获取来自家人的鼓励和慰藉。工作人员应培养良好的心态，保持乐观积极的态度，接纳自己工作的价值和意义，理解并接纳患者的特殊性，减轻工作带来的心理负担。

定期进行心理辅导。可通过参加心理咨询、团队支持活动或专业培训来学习有效的压力管理方法，比如冥想、放松训练等。通过寻求专业帮助，提升应对复杂情境的能力，让每一名工作人员在充实而富有成就感的工作中实现自我价值的同时，也切实保护好身心健康。

100 /

关于精神障碍社区康复事业未来发展有哪些展望？

精神障碍社区康复事业的发展前景广阔，将朝着更加多元化、个性化、科技化、专业化和国际化的方向发展。以下是对未来的一些展望。

基于神经成像技术的评估系统。与神经科学家和医生合作，共同研究和开发适用于精神障碍患者的神经成像技术。利用神经成像技术，如功能性磁共振成像或脑电图，开发一种能够评估精神障碍患者病情和康复进展的系统。将评估系统集成到现有的医疗系统中，为医生提供更准确和客观的病情信息，减少主观判断的误差，为医生和患者提供便捷的评估服务，帮助制订个性化的康复计划，提高康复效果。同时也能简化评估流程，节省医生和患者的时间和精力。

数字健康康复平台。即结合移动应用、可穿戴设备和云计算技术开发的数字健康康复平台。这个平台可以提供远程监测、在线治疗、康复训练、心理支持等服务，使患者可以在家中进行康复训练，提高康复的便捷性和可及性。患者可以通过手机或平板电脑轻松访问平台。集成可穿戴设备，如智能手环、智能手表等，实时监测患者的生理数据。建立云计算数据中心，存储和分析患者的康复数据。招募专业的医疗团队，提供在线治疗和心理支持服务。方便患者随时随地进行康复训练，不受时间和地点的限制。通过实时监测患者的生理数据，及时发现异常情况并提供预警，进而提供在线治疗和心理支持服务，提供专业的指导和支持，提高康复效果，降低康复成本，减轻患者和其家庭的负担。

社区预防和早期干预项目。在社区层面开展预防和早期干预项目，例如通过公共宣传活动提高公众对精神障碍的认识，采取早期筛查和干预措施，建立一支由医生、护士、社会工作者等专业人员组成的团队来提供这些服务。与社区组织和机构合作，共同策划和开展公共宣传活动，提高公众对精神障碍的认识和理解，减少歧视和排斥。设计早期筛查工具和方法，以便及时发现潜在的精神障碍患者。建立一支跨学科团队，为患者提供早期干预和持续的支持和治疗。在早期发现和治疗精神障碍患者，降低病情的严重程度和复发率。减轻患者的痛苦和家庭负担，促进社会和谐与稳定。

社会创新与康复项目。与社会创新力量合作，开发出一些创新的康复项目和工具。例如，与创意机构、设计团队或创新实验室合作，共同开发和测试新的康复项目和工具。利用众包平台广泛征集意见和建议，了解患者的真实需求和期望。采用社会企业的模式组织和运营康复服务，确保服务的可持续性和长期效益。创新康复项目和工具的开发，满足患者的多样化需求。提高康复服务的可用性和可及性，使更多患者受益。激发社会创新力量参与精神障碍社区康复事业的发展。

参考文献

［1］中华人民共和国精神卫生法（2012 年 10 月 26 日第十一届全国人民代表大会常务委员会第二十九次会议通过 根据 2018 年 4 月 27 日第十三届全国人民代表大会常务委员会第二次会议《关于修改〈中华人民共和国国境卫生检疫法〉等六部法律的决定》修正）.

［2］民政部 财政部 国家卫生计生委 中国残联《关于加快精神障碍社区康复服务发展的意见》（民发〔2017〕167 号）.

［3］民政部 国家卫生健康委 中国残联《关于印发〈精神障碍社区康复服务工作规范〉的通知》（民发〔2020〕147 号）.

［4］民政部 财政部 国家卫生健康委 中国残联《关于开展"精康融合行动"的通知》（民发〔2022〕104 号）.

［5］民政部 国家卫生健康委 中国残联《关于印发〈精神障碍社区康复服务资源共享与转介管理办法〉的通知》（民发〔2023〕70 号）.

［6］COREY G，谭晨．心理咨询与治疗的理论及实践［M］.

北京：中国轻工业出版社，2010.

　　[7] 曹迪，吴莹．职业康复与青年精神障碍者再社会化［J］．青年研究，2023（1）.

　　[8] 崔利军，栗克清，严保平，等．抑郁症共病其他精神障碍的特点及相关因素［J］．中国心理卫生杂志，2010，24（8）.

　　[9] 陈发展，陆峥．精神分裂症的早期干预研究进展［J］．国际精神病学杂志，2011，38（1）.

　　[10] 陈文丽，王承敏，张星，等．个案管理在严重精神障碍患者社区康复服务中的应用［J］．中国康复，2021，36（7）.

　　[11] 陈兆红，张燕红，祖凤英，等．康复期成年精神障碍患者参与能力对其药物依从性的影响［J］．解放军护理杂志，2021，38（3）.

　　[12] 戴晓阳．常用心理评估量表手册［M］．北京：人民军医出版社，2010.

　　[13] 段李博，郑宏，庄建林．多学科服务团队介入严重精神障碍残疾人支持性就业综合评价指标体系的构建研究［J］．中国全科医学，2021，24（16）.

　　[14] 付杰，朱建雯，王思哲，等．国内外严重精神障碍康复服务模式的比较研究［J］．医学与哲学，2023，44（7）.

　　[15] 郝楷荣，纪家武，熊端华，等．严重精神障碍患者现状及管理调查分析［J］．中国卫生标准管理，2021，12（2）.

［16］胡晓龙，陈婷婷，赵姣文，等．社会组织介入严重精神障碍患者医院-社区-家庭一体化服务的探索［J］．中国社会医学杂志，2020，37（5）．

［17］黄冰菁，施惠英，柳少艳，等．精神障碍者家属的照顾体验及影响因素［J］．上海交通大学学报（医学版），2014，34（11）．

［18］霍洪林，刘肇瑞，黄悦勤，等．精神分裂症患者临床特征及相关影响因素［J］．中国心理卫生杂志，2021，35（12）．

［19］胡晓龙，陈婷婷．社会工作视角下社区精神障碍患者职业康复服务的研究进展［J］．中国社会医学杂志，2020，37（2）．

［20］黄悦勤．我国精神卫生的现状和挑战［J］．中国卫生政策研究，2011，4（9）．

［21］黄悦勤．我国精神障碍流行病学研究现状［J］．中国预防医学杂志，2008（5）．

［22］江光荣．心理咨询的理论与实务［M］．北京：高等教育出版社，2012．

［23］蒋美华，李正芳，严云鹤，等．优势视角下精神障碍患者的个案社会工作介入［J］．中国社会工作，2020（27）．

［24］景骏蕾，郭清，许亮文．精神障碍患者社区精神卫生服务的现状与对策［J］．医学与社会，2007（11）．

［25］李志营，高慧敏，朱玥，等．双相Ⅰ型障碍缓解期患者

精
神
障
碍
社
区
康
复
百
问
百
答

与抑郁发作期患者的神经认知功能［J］．中国心理卫生杂志，2014，28（5）．

［26］李川，姚煜霞，杨锃．规范、能力与支持：严重精神障碍患者个案管理的问题与对策：基于上海市H区的调查［J］．社会工作与管理，2023，23（5）．

［27］李成哲，石宇婧，宗亚辉，等．基于连续体信念的精神障碍污名化干预探索［J］．心理科学进展，2023，31（2）．

［28］李容丽．绘画治疗在精神障碍人士中的应用研究［D］．成都：西华大学，2018．

［29］李璐，刘娜．优势视角下的精神障碍康复个案介入［J］．中国社会工作，2021（27）．

［30］刘健，刘露，陈秀红，等．自我反思与洞察力量表中文版在精神障碍患者中应用的效度和信度［J］．中国心理卫生杂志，2018，32（5）．

［31］康轶群，张云淑，杨云龙，等．医院、社区及家庭精神康复模式的研究进展（综述）［J］．中国健康心理学杂志，2023，31（7）．

［32］李滨，梅真，钟宇，等．精神障碍患者居家康复医务社会工作服务研究［J］．中国卫生事业管理，2018，35（10）．

［33］卢爱兰，孙杭生．综合性医院老年与非老年患者精神康复会诊的对照分析［J］．中国康复医学杂志，2009，24（9）．

［34］李育芳，屈英．小组心理治疗对精神障碍患者的康复效应［J］．中国临床康复，2004（27）．

［35］马莉，王秀娟，姚贵忠，等．精神障碍患者的社会交往技能培训［J］．中华护理杂志，2003（8）．

［36］马惠霞，费小月．书法治疗精神障碍及其机制的研究进展［J］．中国临床心理学杂志，2022，30（1）．

［37］美国精神医学学会．精神障碍诊断与统计手册［M］．张道龙，译．北京：北京大学出版社，2015．

［38］潘荣华，杨芳．精神障碍患者治疗康复中的伦理和法律问题［J］．中华医院管理杂志，2005（7）．

［39］钱铭怡．变态心理学［M］．北京：北京大学出版社，2006．

［40］孙思伟，白婧，云青萍，等．2014—2017年中国严重精神障碍的管理与治疗服务及公平性分析［J］．中国心理卫生杂志，2022，36（3）．

［41］沈笑怡，李从红．社区精神障碍患者复元水平及其影响因素研究［J］．军事护理，2022，39（9）．

［42］孙海娅，魏慧慧，谷慧敏，等．精神障碍患者家属的病耻感及相关因素［J］．中国心理卫生杂志，2023，37（12）．

［43］汤美玲．复元理论视角下精神障碍患者的社会康复个案介入［J］．中国社会工作，2022（9）．

［44］王建平，张宁，王玉龙．变态心理学［M］．3版．北京：中国人民大学出版社，2018.

［45］王若溪，宋素怡，周勇杰，等．严重精神障碍患者家庭照护者社会支持现状及影响因素分析［J］．中国全科医学，2022，25（4）.

［46］王久英，唐利荣，张娜，等．重性精神障碍患者对社区精神卫生服务的认知和需求研究［J］．中国全科医学，2012，15（35）.

［47］吴际，万心蕊．台湾地区两类精神障碍康复机构服务理念和内容的介绍［J］．中国心理卫生杂志，2016，30（12）.

［48］吴莹，胥璇．从"去机构化"到"再机构化"：文化契合性如何影响社区精神康复共同体的公共性［J］．公共行政评论，2021，14（6）.

［49］肖美玲，张艳兰．精神康复理念融入临床护理的体会［J］．中国临床康复，2004（9）.

［50］徐辕虹，李春波．内隐联想测验在精神障碍中的应用［J］．中国健康心理学杂志，2018，26（9）.

［51］徐文炜．内隐记忆与精神障碍（综述）［J］．中国心理卫生杂志，2005（7）.

［52］徐岩．住院精神病患者污名化下的身份抗争［J］．广西民族大学学报（哲学社会科学版），2017，39（5）.

[53] 严云鹤, 邱好. 认知行为疗法在精神障碍患者中的个案应用 [J]. 中国社会工作, 2021 (9).

[54] 杨琼花, 肖云, 柯峥, 等. 严重精神障碍患者家属社会支持状况及其影响因素分析 [J]. 现代临床护理, 2018, 17 (5).

[55] 杨晓东, 吴建杰, 白丽娟, 等. 多学科视角下社会工作介入精神障碍患者的再社会化 [J]. 中国民康医学, 2016, 28 (12).

[56] 杨宁, 颜瑜章, 陈力鸣, 等. 老年人及其照料者对老年期常见精神障碍症状和预防知识的知晓率 [J]. 中国心理卫生杂志, 2012, 26 (5).

[57] 杨建中, 赵旭东, 康传媛. 家庭治疗在精神障碍治疗中的应用 [J]. 国外医学 (精神病学分册), 2002 (2).

[58] 杨锃. 替代服务与社区精神康复的转向: 以日本 "浦和贝塞尔之家" 为例 [J]. 浙江工商大学学报, 2019 (1).

[59] 杨锃, 郑宏. 社会服务评估研究: 以基于复元理念的精神康复服务参与式评估为例 [J]. 华东理工大学学报 (社会科学版), 2018, 33 (4).

[60] 严芳, 姚丰菊, 李拴荣, 等. 同伴支持在社区精神分裂症患者中的应用 [J]. 中华护理杂志, 2019, 54 (10).

[61] 张明园. 精神科评定量表手册 [M]. 长沙: 湖南科学技术出版社, 1998.

［62］中华医学会精神科分会．中国精神障碍分类与诊断标准［M］．3版．济南：山东科学技术出版社，2001（3）．

［63］郑维瑾，宋立升．精神障碍患者的病耻感［J］．国际精神病学杂志，2007（3）．

［64］赵旭东，许秀峰，杨昆，等．系统家庭治疗前后精神障碍患者家庭动力学变化及其与疗效的关系［J］．中华精神科杂志，2000（2）．

［65］赵伟，王玉玲，刘志华，等．认知适应训练在严重精神障碍患者中的应用进展［J］．中华护理杂志，2023，58（7）．

［66］张瑞星，李丽，PROBST M，等．精神运动统合治疗在精神康复中的应用与研究进展［J］．中国全科医学，2017，20（20）．

［67］郑宏，高杰．家属对社工介入严重精神障碍"一体化"服务的评价［J］．现代预防医学，2016，43（2）．

［68］张天天，何燕玲，金龙．论精神障碍者社会属性的建构及其对策探讨［J］．中国卫生资源，2015，18（3）．

［69］郑宏，鞠康．严重精神障碍残疾者"医院-社区一体化"职业康复规范化建设研究［J］．中国全科医学，2018，21（35）．

［70］周蔚，肖水源．国外现行精神卫生政策概述［J］．中国心理卫生杂志，2014，28（10）．